# DER HEUTIGE STAND DER CHEMOTHERAPEUTISCHEN CARCINOMFORSCHUNG

VON

DR. MED. N. WATERMAN
BIOLOGE AM LABORATORIUM
ANTONI VAN LEEUWENHOEKHUIS (NIEDERL. INSTITUT FÜR KREBSFORSCHUNG) AMSTERDAM

MIT 37 ABBILDUNGEN

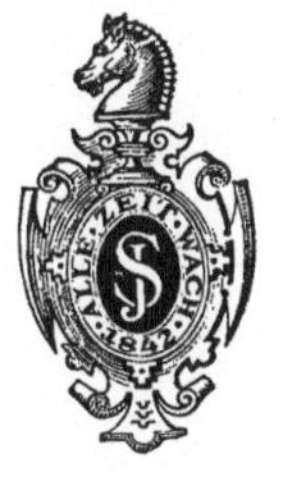

BERLIN
VERLAG VON JULIUS SPRINGER
1926

SONDERDRUCK AUS
ERGEBNISSE DER INNEREN MEDIZIN UND KINDERHEILKUNDE
30. BAND

ISBN-13:978-3-540-90523-0 e-ISBN-13:978-3-642-92380-7
DOI: 10.1007/978-3-642-92380-7

# Vorwort.

Dieser Aufsatz ist aus einer geplanten Reihe von Vorlesungen hervorgegangen. Ich bin der Ansicht, daß auch für den dem Problem fernerstehenden Arzt eine solche Übersicht von Interesse ist.

Es ist zwar ohne weiteres klar, daß von einer eigentlichen Chemotherapie des Carcinoms noch keine Rede sein kann, solange noch soviele Krebsfragen ihrer Lösung harren. Dasselbe gilt übrigens nicht nur vom Carcinom; besteht doch vielfach in unserer Wissenschaft ein Mißverhältnis zwischen Erkenntnis und therapeutischem Können. Hauptzweck war mir, die verschiedenen Forschungsrichtungen scharf hervorzuheben, mit dem Wunsche, daß daraus eine wirkliche organisierte, wenn möglich internationale therapeutische Forschung hervorgehen möchte.

Amsterdam, im März 1926.

**N. Waterman.**

# Inhaltsverzeichnis.

# Einleitung.

Man mag sich wohl allen Ernstes die Frage vorlegen, ob wohl der Zeitpunkt gekommen ist, in den „Ergebnissen“ eine Übersicht über den Stand der Chemotherapie des Carcinoms zu geben. Sind doch die wirklich feststehenden positiven Tatsachen trotz aller publizierten Mitteilungen so spärlich, daß man Gefahr laufen würde, wenn man einfach all diese Mitteilungen referierte, nur ein Sammelwerk ohne geistiges Band zu schreiben.

Mit allem Respekt vor der großen Arbeitskraft in dem monumentalen Werk J. Wolffs kann man nicht sagen, daß in seinem Werk die Gefahr einer solchen „Sammlung“ ganz vermieden ist; und diese Monographie wird, wenn sie einigen Wert besitzen will, unter keiner Bedingung diesen Charakter tragen dürfen. Dies ist auch nicht nötig, wenn man nur das Folgende berücksichtigt:

1. Das Krebsstudium hat in den letzten 10 Jahren bedeutende Fortschritte gemacht. Wir haben gelernt, auf verschiedene Weisen beim Versuchstier Krebs hervorzurufen. Und ohne die Basis eines experimentellen Materials wird, außer durch einen glücklichen Zufall, niemals eine systematische Therapie ausgearbeitet werden können.

2. Auch unsere Kenntnis der Chemie, Biochemie und physischen Chemie des Tumorleidens ist in dem letzten Dezennium merkbar fortgeschritten. Es sind einige Tatsachen bekanntgeworden, die bei der Betrachtung therapeutischer Möglichkeiten an die erste Stelle gesetzt werden müssen.

Diesen beiden Punkten kann, wie ich glaube, ein Recht entlehnt werden, doch eine solche Übersicht zu schreiben, und zwar nicht so sehr im Hinblick auf das bisher Erreichte, sondern im Hinblick auf dasjenige, was mit unserer neueren Kenntnis erreichbar ist, in welchen Richtungen sich neue Untersuchungen zu bewegen haben werden. Der Nachdruck muß denn auch in erster Linie auf den Gedankengang, welcher dem therapeutischen Handeln zugrunde liegt, gelegt werden, erst danach auf die Resultate.

Bedingung ist auch, hier noch mehr als anderswo, daß der Autor persönlich Teilhaber sei an dem von ihm referierten Werk. Einen bestimmten Standpunkt zu wählen, eine gewisse Parteilichkeit ist sogar unerläßlich.

Man muß sich nun fragen, ob in der Tat das Ziel, welches die Chemotherapie sich stellt: die Behandlung des Carcinoms, etwas Reales ist. Vielerseits wird doch — und mit Recht — nachdrücklich auf die großen Unterschiede hingewiesen, welche die Geschwülste untereinander in Form und Natur sowohl beim Menschen als beim Tier aufweisen. Und daraus wird dann der Schluß gezogen, daß wahrscheinlich ein therapeutischer Eingriff niemals gültig sein können wird für Behandlung des Carcinoms in seiner Allgemeinheit.

Dies alles zugegeben, stellen wir uns in dieser Übersicht doch auf den Standpunkt, daß bei allen Unterschieden, die ja bei allen möglichen anderen Krankheitsformen angetroffen werden, dem Krebsprozeß doch eine gemeinsame Ursache zugrunde liegt, daß analoge biochemische Prozesse bestehen, die doch schließlich bewirkt haben, daß die Tumorprozesse doch unter einer großen Gruppe zusammengefaßt sind, wie dies von alters her stets geschehen ist.

Zuvor müssen wir nun vor allem feststellen, welche Behandlungsmethoden hier Besprechung finden sollen und welche nicht. Diese Wahl wird auch sehr von der Vorstellung der Ätiologie abhängig sein.

Von unseren therapeutischen Betrachtungen werden wir diejenigen Maßregeln, welche die Chirurgie nimmt, nämlich die vollkommene radikale Entfernung der Geschwulst, abgrenzen. Obwohl durch chirurgischen Eingriff zweifelsohne ein Prozentsatz von Krebskranken geheilt wird, ist dieser Prozentsatz relativ so gering, daß man wohl annehmen muß, daß dieses Eingreifen im allgemeinen keine endgültige Abhilfe verschafft und daß neben dem lokalen Prozeß auch allgemeine Faktoren bestehen, welche therapeutisch beeinflußt werden müssen. Dies ist dann ein Teil der Aufgabe der Chemotherapie.

Ebenfalls wollen wir von unseren therapeutischen Betrachtungen die Strahlenbehandlung abgrenzen, obwohl es höchst wahrscheinlich ist, daß die Strahlenbehandlung ihren Erfolg in einigen Fällen einer allgemeinen Einwirkung auf den Organismus verdankt, neben der Beeinflussung des Tumors selbst. Die Freiburger Schule (Opitz) und in der letzten Zeit andere haben hierauf sehr den Nachdruck gelegt und namentlich auf den Einfluß der Bestrahlung auf das gesamte endokrine System hingewiesen.

Eine Betrachtung der Chemotherapie ist also besonders deshalb nötig, weil die Aussichten auf Heilung mit den beiden anderen Methoden noch so gering sind.

## Allgemeiner Teil.

Vor dem Geben einer Einteilung der chemotherapeutischen Maßregeln ist es erforderlich, die Standpunkte anzugehen, die man in dem Tumorproblem einnehmen kann.

1. An erster, obwohl meiner Ansicht nach nicht der wichtigsten Stelle kommt die Frage nach der Ätiologie, insbesondere nach dem parasitären Entstehen. Akzeptiert man dieses letztere, dann liegt jedem therapeutischen Versuch das Prinzip zugrunde, den Parasiten zu treffen mit Schonung des Gesamtorganismus, wie es bei jeder Infektionskrankheit der Fall ist.

Jedoch ist dieser Unterschied nur scheinbar, denn auch für den Fall, daß alle Tumoren eine parasitäre Ätiologie hätten, würde schließlich doch auch eine Chemotherapie gegen diejenigen Körperzellen gerichtet sein, die sich unter Einfluß des parasitären Prinzips morphologisch und biochemisch zum Tumor umgebildet hatten.

Nun ist zur Zeit das Problem der parasitären Ätiologie noch nicht im entferntesten erledigt. Einigermaßen wahrscheinlich ist sie nur für einige transplantable Sarkomtypen (Rous, Funjanami), obwohl hier das Infektionsproblem sich später vielleicht als ein besonderes biochemisches Problem erweisen wird. Eine Erweiterung der Gyeschen Auffassungen für alle Tumoren scheint einstweilen noch unannehmbar zu sein (Sarkosen, Teutschländer). Wir sind somit zu der gangbarsten Auffassung der letzten Jahre (der experimentellen Krebsgenese) gezwungen, nämlich der nicht-einheitlichen Ätiologie.

2. Doch sogar von der Frage der eigentlichen Ätiologie abgesehen, sind für die Therapie die zwei alten Auffassungen noch immer von wesentlicher Bedeutung: Ist der Tumor primär eine lokale Abweichung und sind die allgemeinen Abwei-

chungen eine sekundäre Folge? oder auch: Sind Tumorentwicklung und Körperabweichung schon vorher miteinander koordiniert?

Auch hier hat die moderne experimentelle Krebsforschung keine sichere Antwort erbracht: Bei keiner der Methoden, mittels deren es gelingt, künstlich einen Tumor zu erzeugen (Teer, Bestrahlung, Fütterung mit Wurmeiern), ist es möglich, eine allgemeine Einwirkung vollkommen auszuschließen.

Wäre in der Tat der Tumor eine rein lokale Erscheinung, dann erstrebte die Chemotherapie nichts anderes als die Chirurgie oder Strahlenbehandlung: die Entfernung des Gewebes, nach vorheriger Beschädigung desselben, verbunden mit Unschädlichmachung der beim Zellzerfall freikommenden giftigen Stoffwechselprodukte. Die Aufgabe wäre dann nur, nach Stoffen und Kombinationen dieser Stoffe mit besonderen Affinitäten gegenüber dem Tumorgewebe zu suchen. Betrachtet man das Carcinom als eine Krankheit sui generis, nicht ausschließlich lokaler Art, dann wird eine Chemotherapie sich auf den ganzen Organismus richten müssen, namentlich auf denjenigen Teil des Organismus, der die Tumorentwicklung begünstigt resp. hemmt, oder das System, welches den Organismus gegen den Krebs verteidigt, soll in Funktion angeregt werden müssen.

Da es sehr wahrscheinlich ist, daß die Allgemeinwirkung im Organismus zum Teil auf bestimmte Funktionen endokriner Drüsen zurückzuführen ist, wird sich die Chemotherapie auch mit der spezifischen Beeinflussung dieses Systems beschäftigen müssen. Eine Betrachtung der therapeutischen Beeinflussung über die Wege dieses Systems wird denn auch nicht fehlen dürfen.

In einem idealen Behandlungsschema werden beide Prinzipien also im richtigen Verhältnis zueinander stehen. Diese Monographie wird dann schon gleich in zwei Teile gespalten sein müssen, denjenigen der lokalen und den der allgemeinen Einwirkungen. Was den ersteren Teil betrifft, ist natürlich eine genaue Kenntnis der chemischen und funktionellen Unterschiede von Tumorzellen in bezug auf andere Zellen des Organismus nötig, ebenso wie bei den Infektionskrankheiten die Möglichkeit einer Therapie sich auf den Unterschied in chemischer Organisation zwischen Parasit und dem Organismus gründet.

Beim Carcinom liegt es auf der Hand, daß diese Unterschiede viel weniger stark ausgesprochen sind, da doch die Geschwulst aus der eignen Zelle des Organismus entsteht.

Nicht nur jedoch werden wir über die statisch-chemischen Unterschiede zwischen Tumorzelle und Körperzelle orientiert sein müssen, von noch größerem Wert wird die Kenntnis des Unterschiedes im Stoffwechsel zwischen beiden Gruppen sein. Ist es doch möglich, daß bei einer ursprünglich chemischen Identität, bei verschiedenem Stoffwechsel chemische Körper in ganz anderen Richtungen verarbeitet werden, wodurch dann schließlich doch wieder statische chemische Unterschiede in Körperzelle und Tumorzelle entstehen.

Der zweite Teil wird sich mit allgemein biochemischen Maßregeln beschäftigen müssen, welche im Organismus dem Wachstum und der Entwicklung eines Tumors entgegenwirken können, wobei hauptsächlich Fragen betreffs Fermentation, Immunität, Lysis, endokriner Reaktionen zur Sprache kommen werden.

An Hand desjenigen, was wir nun bezüglich des Unterschiedes in Chemismus und Stoffwechsel wissen, werden wir die theoretischen Möglichkeiten einer Chemotherapie beleuchten.

## Unterschiede in chemischer und physisch-chemischer Beschaffenheit.

Die chemische Analyse hat keinen fundamentalen Unterschied in den organischen Baustoffen zwischen Tumor- und normalem Gewebe nachweisen können, namentlich nicht denjenigen in den Gruppen der Eiweißstoffe. Finden sich diese Unterschiede angedeutet, dann sind sie nur quantitativer Art.

In diesen Gebieten findet man also keinen Anknüpfungspunkt, um auch nur nach einem bestimmten elektiven Mittel zu suchen.

Von viel größerer Wichtigkeit sind die Unterschiede in einigen anderen Gruppen, welche Unterschiede einen ungewöhnlich großen Einfluß auf die physisch-chemischen Verhältnisse in der Tumorzelle haben müssen.

Ich meine zunächst den Unterschied in Ionenzusammensetzung (1.), zweitens das abweichende Verhältnis zwischen Sterinen und Phosphatiden in der Tumorzelle (2.) und als Folge beider in erster Linie größerer Wassergehalt, weiter andere physisch-chemische Unterschiede, wie stark erhöhte Leitungsfähigkeit für den elektrischen Strom (3.) und abnorme Fermentationen (4.).

Da m. E. die vier letztgenannten abweichenden Eigenschaften augenblicklich die einzige rationelle Basis für die lokale Therapie darbieten, müssen sie etwas ausführlicher besprochen werden.

a) Die abweichende Ionenzusammensetzung ist eigentlich schon seit 1905 bekannt, aber hat erst in den letzten Jahren die nötige Aufmerksamkeit auf sich gelenkt. Beebe wies 1905 nach, daß die Malignität der Zelle der Zunahme an Kaliumgehalt und einer Abnahme an Calciumgehalt, somit einer Vergrößerung des K/Ca-Koeffizienten parallel ging. Bei Regression des Tumors wiederum steigt der Calciumgehalt.

Die Beobachtungen Beebes wurden von Clowes und Frisbie und Watermann (1) bestätigt. Die Verhältnisse stehen gewiß in essentiellem Zusammenhang zu dem Problem des malignen Wachstums.

b) In engem Zusammenhang mit dieser Eigenschaft steht wieder das abnorme Verhältnis zwischen Sterinen und Phosphatiden, wie dieses von Bullock und Cramer, Roffo, Blair-Bell, Bennett entdeckt wurde. Das Ergebnis dieser Untersuchungen war, daß sich zeigte, daß in der Tumorzelle und namentlich der jungen Tumorzelle die Phosphatiden über die Sterinen überwiegen.

Es muß also die Möglichkeit bestehen, daß in Phosphatiden auflösbare Stoffe sich in erhöhtem Maße in der jungen Tumorzelle anhäufen können. Aber auch schon physisch-chemisch wird dieses veränderte Verhältnis in einem abnormen Wassergehalt der Tumorzelle (c.) zum Ausdruck kommen. Wie seitens der französischen Schule (Mayer, Terroine, Schäffer) nachgewiesen ist, geht in allen Geweben der Wassergehalt strikt ihrem „Coefficient lipocytique“ parallel.

Und dieser ganzen chemischen Gruppe von Erscheinungen schließt sich völlig begreiflicherweise die elektrische Erscheinung erhöhter Leitungsfähigkeit und verminderter Polarisationsspannung des Tumorgewebes (3.) an.

d) Obwohl dieser Punkt bereits früher eingehend erörtert ist [Waterman (2)], sei hier noch kurz wiederholt, daß bei normalen Geweben das Verhältnis zwischen Polarisation (ausgedrückt in Millihenrys) und Ohmschem Widerstand (P/W-Koeffizient) oberhalb eines bestimmten Minimums (0,050) liegt. Bei Tumoren ist der Wert dieses Verhältnisses bedeutend gesunken, bis auf $^1/_4$ oder $^1/_5$, zuweilen weniger, zuweilen etwas mehr. Der Grad des Sinkens geht im allgemeinen der Malignität der Geschwulst parallel (Crile).

Von fundamentaler Bedeutung ist es nun ferner (und wir werden daran oft erinnern müssen, wenn Effekte von Metallverbindungen besprochen werden), daß diese elektrischen Eigentümlichkeiten gänzlich verändert oder aufgehoben werden können, wenn die Ionenzusammensetzung des Milieus, in welchem diese Eigenschaften des Gewebes untersucht werden, Änderungen erfährt. Calciumzufuhr z. B., im allgemeinen Zufuhr bivalenter Ionen, erhöht in erheblichem Maße den P/W-Koeffizienten der Tumorzelle. Veränderung in dem Ionenmilieu kann also den Zustand der Tumorzelle eingreifend ändern.

Das Tumorgewebe erweist sich somit als ein physisch-chemisch abweichendes, sehr labiles System (mit seinen dadurch bedingten morphologischen Eigentümlichkeiten), das auf physische Einflüsse leicht reagieren wird. Die Folge hiervon wird, von therapeutischem Standpunkt aus betrachtet, entweder eine Korrektur im Sinne von Wiederherstellung der Normalität sein, bei Wiederherstellung normaler Permeabilität, oder aber eine weitere Abweichung in der Richtung erhöhter Durchlässigkeit bis zu einem Grade, bei welchem kein Leben mehr möglich ist und Lysis (Verflüssigung) eintritt. Diese Alternative wird völlig von der Ionenzusammensetzung der Umgebung beherrscht werden.

Eine Folge der eigenartigen physisch-chemischen Zusammensetzung des Tumorgewebes ist auch die stark herabgesetzte Oberflächenspannung desselben (Kagan, Solowiew), aus der sich wieder funktionelle Unterschiede und besonderes Verhalten des Tumorgewebes in allgemeinbiologischen Eigenschaften folgern lassen.

Hierbei muß namentlich an Abweichungen fermentativer und oxydativer Prozesse gedacht werden.

Die Fermentationen beherrschen nämlich alle Stoffwechselprozesse und damit wahrscheinlich auch die Zunahme und Morphogenese der Zellen. Von fermentativen Eigenschaften, welche Unterschiede erkennen lassen, ist im Gebiet der Eiweißfermente die Erscheinung der sog. Heterolyse bekannt geworden (Schule von Blumenthal und Brahn). Dabei traten auch Unterschiede in Eiweißfermenten von Tumoren verschiedener Gewebe zutage (erhöhte Neigung zu Autolyse).

Mit der Untersuchung des fettspaltenden Vermögens (Lipasewirkung) ist man noch beschäftigt. Es scheint, daß das Vermögen zur Lipolyse bei den Tumoren vermindert ist (Latznitski).

Am stärksten kommt die abnorme physisch-chemische Zusammensetzung in einer abweichenden Haltung gegenüber den Zuckern zum Ausdruck. Da die Kohlenhydrate die wichtigste Kraftquelle für den Organismus und auch für die Tumorzelle sind, muß der Verarbeitung der Kohlenhydrate die größte Aufmerksamkeit zugewandt werden; sind sie doch die große Energiequelle, und die Weise, in der eine Zelle dieselbe verwertet, ist von der größten Bedeutung.

Untersuchungen, welche Warburg, besonders in der letzten Zeit, anstellte, haben nun erwiesen, daß hier in der Tat fundamentale Unterschiede vorliegen zwischen dem Verhalten von Tumorzelle und Körperzelle, namentlich was das glykolytische Vermögen in Sauerstoffatmosphäre betrifft; während bei Sauerstoffmangel im allgemeinen sowohl bei der Körperzelle als bei der Tumorzelle glykolytische Prozesse stattfinden, setzt gerade bei der Tumorzelle auch bei direkter Zufuhr von Sauerstoff eine große Milchsäurebildung statt einer direkten Zuckerverbrennung ein. Energetisch besteht nach Meyerhof ein wesentlicher Unterschied zwischen beiden Zuckerverbrauchsweisen, weil die Glykolyse eine energieliefernde Reaktion ist.

Von essentieller Bedeutung ist es nun, daß ein direkter Zusammenhang zwischen dieser überwiegenden Eigenschaft der Glykolyse und der physisch-chemischen Zusammensetzung besteht. Denn diese erhöhte Glykolyse ist direkt abhängig von dem Bicarbonatgehalt und dem $p_H$ der Flüssigkeit, in welche das untersuchte Gewebe getränkt ist, und steht, wie meine Bestimmungen zu zeigen scheinen, in direktem Zusammenhang mit der Permeabilität.

Zur Illustrierung sei dazu eine Tabelle aus meinem Artikel: „Proprietés glycolysiques de la cellule cancéreuse" gegeben.

Tabelle 1. Manometrische Bestimmung der Glykolyse in m. $M^3$.

| Specimen | Ohne Zucker | Mit Zucker | Idem nach Verstärkung des Ca-Ionengehalts der Ringer-Flüssigkeit |
|---|---|---|---|
| I. Rattensarkom . . . . . . . | — | + 42 | + 3,3 |
| II. Mäusesarkom . . . . . . . | — 12 | + 16 | + 12 |
| III. Menschliches Hautcarcinom . | 0 | + 24 | + 1,3 |

Neben fermentativen Veränderungen in dem Biochemismus des Tumorgewebes interessiert uns auch in hohem Maße die Frage nach der Weise, auf welche in demselben die Oxydationen zustande kommen, und zwar sind in dieser Hinsicht beide modernen Auffassungen bezüglich der cellulären Oxydation vom therapeutischen Standpunkt aus, auf den wir uns nun stellen, gleich wichtig. Von primärer Bedeutung ist die Frage, weil die Zellteilung ein vorzugsweise sauerstoffempfindlicher Prozeß ist und weil, wenn auch Malignität nicht direkt an Zunahme der Zellteilung gebunden ist, doch praktisch ein Aufhören der Zellvermehrung einer Heilung des Tumorprozesses gleich steht.

Für beide modernen Auffassungen betreffs des Oxydationsprozesses, die durch Metall (Eisen) katalysierte Oxydation ungesättigter Fettsäuren (Warburg) oder die Auffassung der Oxydation als Dehydrogenation unter Mitwirkung von Wasserstoffakzeptoren (Wieland) finden wir in unserem Problem Anknüpfungspunkte.

Für die erstere Auffassung verweisen wir nochmals nach der quantitativen Vorherrschaft der Phosphatiden im Tumorgewebe, nach dem Einfluß der in Fette auflösbaren „Narkotica" auf die Oxydation, nach dem Einfluß von (kolloidalen) Metallen, welche die Atmung anregen können, für die zweite Auffassung weisen wir auf das Studium der leicht reduzierbaren Stoffe, wie bestimmter Farbstoffe, die als Wasserstoffakzeptoren fungieren können, hin; sogar die von Lippschitz untersuchten Nitroverbindungen werden besprochen werden müssen, ebenso die Dicarbonsäuren, welche im Speziellen von Freund und Kaminer studiert sind und von denen die einfachsten Homologe, wie die Sukkinate, im normalen Oxydationsprozeß eine wichtige Stelle einnehmen.

Es ist keineswegs ausgeschlossen, daß Zufuhr solcher Akzeptoren die Oxydation erleichtern und damit relativ die Fermentation (Glykolyse), mit ihrem Entstehen neuer, die Oberflächenspannung erniedrigender Stoffe, vermindern wird.

Bis jetzt macht es aber eine große Schwierigkeit anzugeben, welche dieser koordinierten physikalisch-chemischen und fermentativen Vorgänge die Primäre sind; es wäre möglich, daß alle skizzierten Abweichungen nur Folgeerscheinungen wären, so die erhöhte Durchlässigkeit und die aerobe Glykolyse. Die Frage ist natürlich in bezug auf die Therapie von eminenter Bedeutung.

Schon in der Einleitung bemerkte ich, daß eine rein lokale Behandlung des Tumorprozesses nur ausnahmsweise erfolgreich ist und daß wahrscheinlich auch der Einfluß einer therapeutischen Bestrahlung ein mehr indirekter, nämlich auf den Organismus, ist; ferner, daß die therapeutische Beeinflussung in vielen Fällen längs dem endokrinen System erfolgen wird.

Übrigens ist in der letzten Zeit der enge Zusammenhang zwischen Ionenwirkung und endokrinem System wohl deutlich geworden. Ich denke hier namentlich an die exakten Versuche von Risse und Poos, Kraus und Zondek.

Ferner hat sich gezeigt, wie allgemeine Strahlungseffekte sich auch in der Zusammensetzung der Körperflüssigkeiten, was ihre lipoiden Komponenten betrifft, äußern können. Übrigens die direkte Veränderung auch dieser Körper und anderer Kohlenwasserstoffe unter Einfluß strahlender Energie ist eines der interessantesten und fundamentalsten Resultate der letzten Zeit.

Es ist daher nicht möglich, in einer therapeutischen Übersicht eine allgemeine Beeinflussung des Tumors via den Organismus zu übergehen.

Schließlich verdient noch ein anderer Punkt ausführliche Besprechung.

Nach dem immer wieder Fehlschlagen der lokalen Therapie hat man sich zum Ziel gesetzt, den Körper, sogar nach mehr oder weniger gelungener Operation, gegen ein neues Tumorwachstum (oder Rezidive) zu schützen, und zwar hat man versucht, die in der Bakteriologie und Immunitätslehre hierfür angewandten Methoden auf das Tumorproblem zu übertragen. Wie man jedoch bald hat erfahren müssen und näher in dem betreffenden Kapitel dargelegt wird, liegen hier bei der Tumorimmunisation ganz andere Verhältnisse als bei den gewöhnlichen Infektionskrankheiten vor und obwohl die Methoden eine falsche Verwandschaft mit bakteriellen Immunisationen anzugeben scheinen, sind die essentiellen Faktoren bei der Tumorimmunität wahrscheinlich ganz andere. Ja, es scheint sogar ein enger Zusammenhang zwischen den Resultaten dieser anscheinend „spezifischen“ Methoden und denjenigen der „unspezifischen Reize“ zu bestehen, wie diese durch strahlende Energie oder Injektion fremder Eiweiße hervorgerufen werden, auch wieder durch allgemeine Beeinflussung des Organismus via das endokrine System.

In Anbetracht des vollkommen richtigen Prinzips der Notwendigkeit einer Immunisierung, müssen diese Methoden doch besprochen werden, trotzdem ihre Grundlagen dringend einer eingehenden theoretischen Bearbeitung bedürfen.

Fassen wir also die Konsequenz der obigen allgemeinen Einleitung zusammen, dann ergibt sich hieraus logischerweise, daß folgende Punkte Besprechung finden müssen.

I. Lokale Beeinflussung eines Tumors.

A. Einwirkung von Ionen (Metallen),

1. direkt (Iontophorese),

2. indirekt, aktiv als Ion, aber wenn in den Körper gebracht, gebunden an chemische Komplexe mit Tumoraffinität.

B. Einwirkung kolloider Metalle.

C. Organische Komplexe, die durch ihre leichte Adsorbierbarkeit einwirken und dabei gleichzeitig den Biochemismus der Tumorzelle (Atmung, Glykolyse) beeinflussen können. Hierbei dient als Parallele ihre elektive Verwandtschaft zu tierischen Parasiten und ihr hämolytisches Vermögen.

Zu dieser Gruppe gehören wieder

1. die aromatischen Gruppen,

2. die Farbstoffe.

D. Als Kombinationstherapie die Zusammenfügung der verschiedenen unter a, b und c besprochenen Elemente, wie dies in letzter Zeit von Opitz (18) u. a. versucht ist.

II. Beeinflussung des Tumors vom Gesamtorganismus aus.

Hierbei ist zu unterscheiden:

a) die Veränderung des Tumorbiochemismus via den Organismus des Wirtes,

b) die passiven und aktiven Immunisierungsversuche.

In einem Schlußwort werden dann einige positive Tatsachen und die Wege, welche zum Ziel der Tumortherapie führen zu können scheinen, kurz angegeben werden.

## Wahl des Versuchstieres.

Für eine wirklich systematische chemotherapeutische Untersuchung müßte man über Tiergruppen verfügen, welche konstant vergleichbare maligne Neubildungen aufwiesen.

Es bedarf kaum der Erwähnung, daß dies nicht der Fall ist.

Noch schlechter ist es jedoch aus vielen Gründen um die systematische chemotherapeutische Untersuchung beim Menschen bestellt. Noch abgesehen von der Vielgestaltigkeit des Materials, wird in dem heutigen Stadium niemand es wagen, die anerkannte lokale Methode zu verlassen und ein schüchterner chemotherapeutischer Versuch wird dann fast immer im letzten Stadium der Krankheit gemacht werden, auch dann noch sogar von anderen Methoden (Bestrahlungen usw.) durchkreuzt.

Es wird in dieser Übersicht also nur von chemotherapeutischen Versuchen beim Menschen die Rede sein, wenn dies nicht anders möglich ist und die Methode nicht beim Versuchstier durchgeführt ist oder durchgeführt werden kann.

Es bleibt also die Untersuchung bei Tieren übrig, von denen nur einige Gruppen eine konstante Untersuchung gestatten. Wir verfügen über zwei Gruppen, nämlich die verschiedenen Impftumoren bei der Ratte und Maus und über die bei der Maus und beim Kaninchen hervorzurufenden Teerkarzinome. Keine der beiden Gruppen bietet ein geeignetes Untersuchungsobjekt.

Gruppe A. Das alte Argument, daß Mäusetumoren und menschliche nicht vergleichbar seien, ist nicht stichhaltig und wird auch nicht mehr vernommen. Aber doch auch die Gruppe der Impftumoren umfaßt Geschwülste verschiedenster Natur, so daß man niemals weiß, ob ein therapeutisches Agens bei allen Formen wirksam ist. Ein weiterer Nachteil ist natürlich, daß die Impftumoren nicht mit denjenigen, welche spontan im Körper entstehen, zu vergleichen sind. Vielfach ist auch das Wachstum des Inplantats zu schnell, so daß Nekrose auftritt, welche fast in keinem einzigen Impftumor fehlt. Man weiß nicht, ob diese Nekrose der Therapie zugeschrieben werden muß oder ob sie spontan entstanden ist. Außerdem muß man mit Tumoren von maximaler Virulenz arbeiten, eine Forderung, welche sich nicht immer ganz erfüllen läßt, weil auch bei den virulentesten Tumoren Zeiten von Depression auftreten. Spontane Tumoren sind bei diesen Tieren zu selten, um zu diesem Zweck verwendet werden zu können.

Eine andere Gruppe, die der Teercarcinome, besitzt den Vorteil, daß hier ein Tumorprozeß besteht, der mit demjenigen der menschlichen Haut vergleichbar ist. Hier liegen die Nachteile darin, daß durch die vorangegangene Teerbehandlung und Mißhandlung die Tiere sich in sehr debilem Gesundheitszustand befinden. Außerdem findet vor allem beim Kaninchen häufig noch spontaner Rückgang statt.

Hinzu kommt noch, daß neben der örtlichen Affektion oft nichtspezifische Prozesse entzündlicher Art (Abscesse) auftreten, welche die Beurteilung auch sehr erschweren. In den nachfolgenden Untersuchungen sind beide Gruppen des experimentellen Carcinoms benutzt worden.

## I. Lokale Beeinflussung eines Tumors.

Es ist einleuchtend, daß das Prinzip der lokalen chemischen Tumorbehandlung insoweit eine Einschränkung erfährt, daß nach der lokalen Zerstörung körperfremde Tumorsubstanzen den Körper überschwemmen können und dann bestimmte Reaktionen auslösen müssen. Diesen Punkt hat schon vor Jahren von Hansemann beleuchtet.

Aus dieser Überschwemmung können schädliche, doch auch günstige Reaktionen eingeleitet werden, die zu den später zu besprechenden Immunisierungsvorgängen in gewisser Beziehung stehen. Mit denselben Problemen hat sich übrigens auch die Strahlentherapie, im Gegensatz zu der reinen Chirurgie, zu befassen.

Wir betrachten aber vorläufig hier nur die rein lokalen Wirkungen.

### A. Einwirkung von Ionen (Metallen).

Ehe mit der direkten Anbringung des bivalenten Metallions auf den Tumor angefangen wurde, ward zunächst versucht, das Tumorwachstum durch Veränderung in der H'-Ionenkonzentration des Milieus zu beeinflussen. Abgesehen davon, daß hierdurch der Einfluß des physiologisch am kräftigsten wirksamen Ions direkt untersucht wurde, ward hierbei Beeinflussung der Tumoralkalose erstrebt, wie diese aus den Angaben Mentens, Burrows, Chambers und Watermans (5) angenommen werden muß. Es darf nicht verschwiegen werden, daß diesen Angaben widersprochen ist und daß es eine Gruppe Untersucher gibt (Peyre, Corran), welche annimmt, daß kein Unterschied in $p_H$ zwischen normalem Plasma und demjenigen von Tumorkranken besteht.

Diese H'-Veränderung kann nun auf verschiedene Weise erstrebt werden.

a) Man kann versuchen, die H'-Konzentration direkt zu verändern, und zwar durch Einführung des von Haldane angegebenen $NH_4Cl$ oder noch besser des sauren Ammonphosphats ($H_2NH_4PO_4$) längs enteralem oder parenteralem Wege. Diese Stoffe wirken in starkem Maße säureabspaltend im Organismus, was auf überzeugende Weise in der $p_H$ des Urins zum Ausdruck kommt.

Die beigegebene Kurve (Abb. 1) veranschaulicht die auffallende Wirkung bei einem Patienten mit Pharynxcarcinom, der regelmäßig einen stark alkalischen Urin ausschied. Die Ordinate gibt den $p_H$-Wert, die Abscisse die Zeit an. Derselbe Einfluß wurde bei einigen anderen Kranken mit Carcinoma mammae untersucht.

b) Da die parenterale Einführung von Calcium doch eigentlich auch als indirekte Säurewirkung aufzufassen ist, wurden daneben oder in Kombination mit derselben einige Versuchsserien über den Einfluß von Calcium in Diät angestellt. Die Kombination bezweckte, das Ca''-Ion durch die Säurewirkung des $H_2NH_4PO_4$ noch stärker zu aktivieren.

Es bestand um so mehr Grund, diesen Versuch auszuführen, weil laut den alten Versuchen Goldziehers und Rosenthals und den neueren Angaben Troisiers und Wolffs u. a., wie auch nach den Versuchen Cramers über den Einfluß von Calcium auf das Aufgehen transplantabler Tumoren in vitro, das Calcium das Tumorwachstum verlangsamen bzw. das Aufgehen verzögern soll, im Gegensatz zu dem Einfluß von Kalium, welches eine beschleunigende Wirkung ausüben soll.

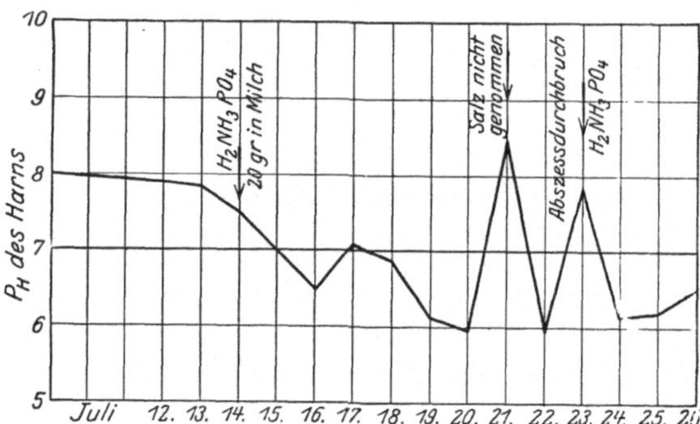

Abb. 1. Einfluß von saurem Ammonphosphat auf die Harnacidität.

Aus den in der Einleitung dargelegten Gründen kann das Urteil über diesen Eingriff ziemlich ausschließlich auf Grund des Tierexperimentes gefällt werden.

Dieses Urteil lautet, daß der Einfluß negativ ist. Die nachstehend angeführten Beispiele aus mehreren Serien mit Kontrollen illustrieren dies.

In den meisten Fällen wurde eine Kombination beider Chemikalien versucht. $CaCO_3$ bei den Mäusen wurde im Futter verabfolgt. Dieses bestand aus Brot, Hafer (1 mal wöchentlich), Wurzeln (1 mal wöchentlich).

Beispiele ad a:

I. Graue Sarkommaus mit Londoner Sarkom. 9. VI.
$NH_4Cl$-Dosierung: 0,4 ccm $^1/_2$% subcutan, was ohne Störungen vertragen wird.
Der Tumor ist hart und von Marmelgröße, 2,4 cm lang, 1,5 cm breit.
17. VI.: Zweite Injektion.
19. VI.: Es ist kein Einfluß zu bemerken; der Tumor wächst.
20. und 21. VI.: Idem.
22. Juni: Das Brot wird gleichzeitig in $NH_4Cl$ getränkt.
23. und 28. VI.: Starke Tumorvergrößerung. Sub finem.
3. VII: †.

II. Eine Sarkommaus, mit demselben Tumor geimpft.
Das Tier erhält zugleich $CaCO_3$ im Futter.
$NH_4Cl$-Dosis: 0,4 ccm $^1/_2$% subcutan. 16. VI.

17. Juni: Zweite Injektion.

19. VI.: Injektion.

20. VI.: Injektion.

21. VI.: Injektion.

22. VI.: Injektion. Das Brot wird ebenfalls mit $NH_4Cl$ getränkt.

28. VI.: Injektion. Der Tumor hat sich stark vergrößert.

III. Londoner Transplant. Carcinom 63, vom 26. V. 1922. Wachsender Tumor. $NH_4Cl$-Dosis: 0,4 ccm $^1/_2$% (2 mg) pro Injektion. $CaCO_3$ im Futter. Größe des Tumors 3 cm : 2 cm.

17. VI.: Zweite Injektion idem.

19. VI.: Der Tumor wächst.

20. VI.: Idem.

21. VI.: Idem.

22. VI.: Auch das Brot wird mit $NH_4Cl$ getränkt.

23.—26. VI.: Es wird in derselben Weise fortgefahren. Kein Stillstand im Wachstumsprozeß.

30. VI.: Die Behandlung wird trotz der Vergrößerung des Tumors fortgesetzt. Der Allgemeinzustand ist sehr gut.

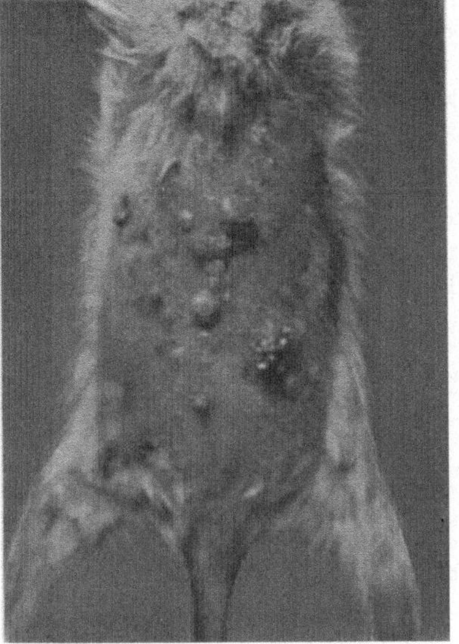

Abb. 2. Teercarcinom bei einer Maus. Einfluß von $NH_4Cl$ und Ca-Zufuhr. (I. 15. VI.)

3. VII.: Zustand und Behandlung idem.

5. VII.: Zustand gut, kein weiteres Wachstum.

8. VII.: Zustand derselbe. Der Tumor ist sehr groß.

14. VII.: Idem.

18. VII.: Getötet.

IV. Bei einem anderen gleichartigen Londoner Carcinom wird mit derselben Behandlungsweise keine Wirkung erzielt.

Der Eindruck ist hier jedoch, daß mit der Behandlung zu spät angefangen ist.

ad b) V. Anwendung derselben Behandlung bei einer Teermaus mit Carcinom und Papillom.

Am 15. VI. wird die erste Injektion gegeben ($NH_4Cl$). (Skizzenphoto 1.) (Abb. 2.)

20. VI.: Zweite Injektion.

22. VI.: Injektion idem; gleichzeitig wird das Brot mit $NH_4Cl$ getränkt.

23. VI.: Es macht den Eindruck, daß der carcinomatöse Prozeß sich ausdehnt und die Papillome konstant bleiben. Zusatz von $CaCO_3$ zum Futter und Injektion idem.

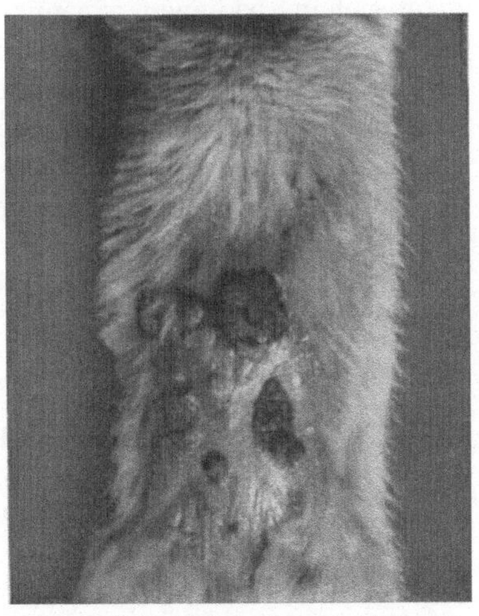

Abb. 3. Idem. Zustand nach 14 Tagen. (II. 30. VI.)

24. VI.: Die carcinomatöse Stelle ist flach geworden, rot und hat sich auf Kosten der umgebenden Papillome ausgedehnt.

25.—26. VI.: Dieselbe Behandlung. Das Ulcus hat nun die Größe eines Pfennigstückes. Es wird mit $CaCl_2$ und $CaCO_3$ bestrichen. Subcutan wird $NH_4Cl$ verabfolgt und das Brot damit getränkt.

28. VI.: Fortsetzung. Die Papillome erscheinen kleiner und flacher.

30. VI.: Photographie 2 siehe oben. Die Papillome erscheinen kleiner, die Carcinomstelle größer; es ist keine Neigung zu Epithelialisation erkennbar. (Abb. 3.)

3. VII.: Es scheint, daß in der Tat alle Papillome kleiner geworden sind. Ein vereinzeltes scheint verschwunden zu sein. Das Carcinom ist als Stelle noch ebenso groß, aber jetzt hellrosa gefärbt. Es zeigt sich ein Beginn von Epithelbildung über der Ober-

fläche. Das Ganze ist etwas flacher. Die Empfindlichkeit hat offenbar zugenommen. Der Urin ist stark sauer.

5. VII.: Die Behandlung wird in derselben Weise fortgesetzt. Kaudal scheint das Ulcus kleiner und zu epithelialisieren. Die Papillome bleiben kleiner.

6. VII.: Zweifelhafte Epithelialisation an den Rändern.

8. VII.: Bißwunden an der oberen Seite des Ulcus. Jucken?

10. VII.: Weitere Bißwunden, so daß an dem rechten oberen Rande ein pfenniggroßes Ulcus entstanden ist.

Das primäre Ulcus selbst sieht übrigens gut aus, glänzend und dunkelrot, etwas verkleinert. Die Injektionen werden zeitweilig eingestellt.

11. VII.: Zustand derselbe.

14. VII.: Es ist noch eine Bißwunde hinzugekommen. Die Teeraffektionen selbst sehen ziemlich gut aus. Allgemeinzustand ziemlich gut.

15. VII.: Statt $NH_4Cl$ wird mit $NH_4H_2PO_4$ begonnen.

17. VII.: Kein Unterschied.

24. VII.: Zustand derselbe. Neue Bißwunden.

Getötet zwecks elektrochemischer Untersuchung.

In der Klinik wurde die $NH_4H_2PO_4$-Behandlung bei einigen Patienten angewandt. Es wurden keine günstigen Folgen beobachtet.

## Metalle auf den Tumor in ionisierter Form.

Diese Abteilung umfaßt also die Experimente, welche zum Ziel haben, durch örtliche Zufuhr von Ionen, im besonderen bivalenter Ionen, das Wachstum des Tumors zu hemmen und Regression zu bewirken. Um dies in reinster Form lokal zu erreichen, bedienen wir uns der Iontophorese (verschiedene Metalle, wobei mit $Ca''$ angefangen wird). Dies erfolgt also längs elektrochemischem Wege. Die Methode der Iontophorese ist übrigens schon ziemlich alt. Seit Jones in 1905 damit anfing, hat sich die Methode bei gewissen Hauttumoren (Naevi) bewährt. Indessen fehlte bisher eine experimentelle Durcharbeitung.

Technik. Als Versuchstier in diesen Experimenten dient die Teermaus. Diese Carcinomform auf der Haut hat den Vorteil, daß man den Prozeß genau verfolgen kann. Der Prozeß ist außerdem gut begrenzt in bezug auf die normale Haut. Man kann dann hiermit die Beobachtungen Borrels (27) vergleichen, welcher dieselben Versuche mit Impfmäusen (Sarkomen) anstellte und welche später zur Sprache kommen werden. Das Tier wird auf das Brett befestigt. Die Kathode (Bauchseite) besteht aus warmer physiologischer Kochsalzlösung, die unter den Bauch geschoben wird. Die Anode besteht aus einer kleinen viereckigen Kupferplatte ungefähr von der Größe eines 10-Pfennigstückes. Unter dieser Anode befindet sich ein $^1/_2$ cm dicker Pfropfen Mullstoff, getränkt in die bivalente Lösung (Calciumchlorid), isotonisch. Die Dicke des Mullstoffpfropfens genügt, andere, in casu $Cu''$-Ionen zu verhindern, mit einzudringen. Die kleine Platte und also die Flüssigkeit wird mittels eines kleinen Kupferstäbchens an ein Stativ befestigt, das gegen die Haut angedrückt ist. Mit diesem Kupferstäbchen ist gleichzeitig die Stromquelle verbunden.

Die benutzten Lösungen der Metallsalze sind isotonisch und enthalten als Anion alle Chloride, so daß mögliche Unterschiede nur auf Rechnung des Kations kommen.

Stromdauer und Stromstärke. Man kann also die Ionen nach Belieben einführen. Die mittlere Stromdauer ist 20 Minuten, die Stromstärke 10 Milliampère, die Voltage schwankt von 40—50 Volt. Diese Schwankungen hängen zum Teile von den Bewegungen des Tieres ab, aber sind zum Teile auch reell durch

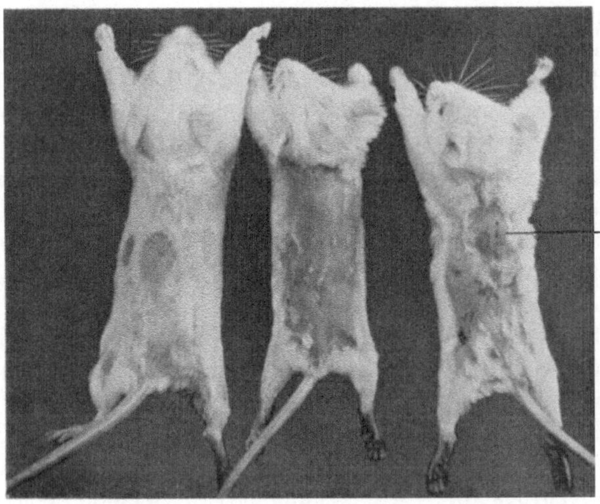


KCl NaCl $CaCl_2$

Abb. 4. Ioneneffekt nach 34 Stunden.

die Widerstandsveränderungen im durchströmten Gewebe. Für den therapeutischen Versuch bei Teermäusen werden nun erst einige normale Mäuse, mit kahlen enthaarten Rücken diesem Einfluß unterworfen (Photographien). (Siehe Abb. 4, 5, 6.) Hierbei wird der Einfluß von isotonischem Natriumchlorid, Kaliumchlorid, Calciumchlorid bei gleicher Stromdauer und -stärke verglichen.

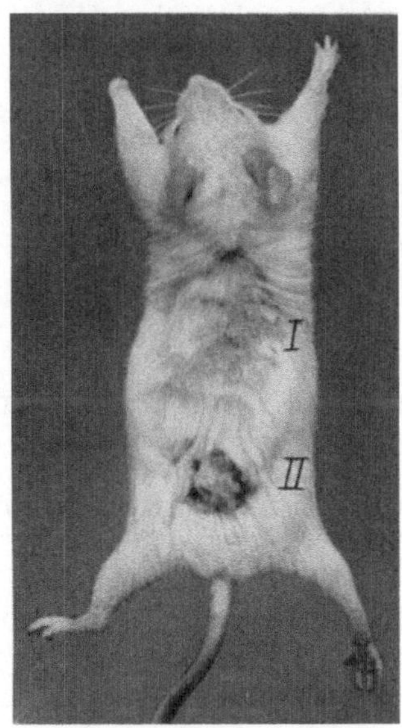


Abb. 5. I KCl, II $CaCl_2$ } nach 72 Stunden.

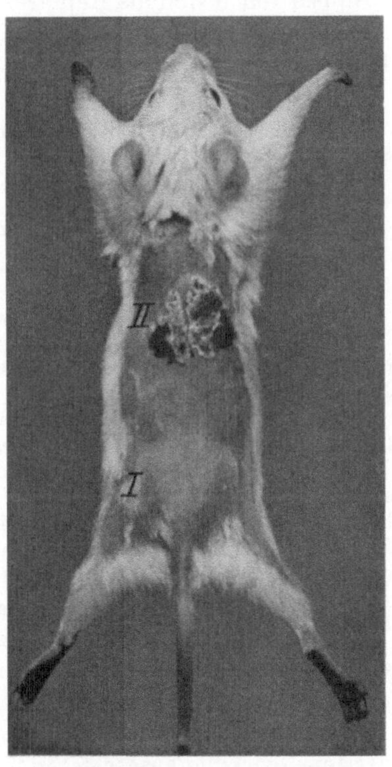


Abb. 6. I KCl, II $CaCl_2$ } nach 72 Stunden.

Der direkte Effekt ist bei allen drei Lösungen gering.

Die bivalenten Lösungen (dies gilt auch für die später gebrauchten Cd- und Pb-Lösungen) lassen einen etwas weißlichen Eindruck zurück. Nach 24 Stunden ist dieser Unterschied deutlicher, während gleichzeitig an der Stelle mit bivalenter Durchströmung kleine Blutungen zu sehen sind. Nach ungefähr 70 Stunden ist der Unterschied sehr deutlich; während bei Na und K keine weiteren Veränderungen auftreten, wird der Ca-Fleck weißlicher und geht in weiteren Stadien an, unter zunehmender Braunfärbung zu verkrusten. Die Dauer dieses Prozesses ist sehr lang. Erst nach Wochen hebt sich die rotbraune Kruste langsam ab, fällt schließlich ab und zeigt sich eine glatte neue epitheliale Oberfläche darunter.

Diesem makroskopisch sichtbaren Prozeß entsprechen mikroskopisch analoge Veränderungen, nämlich Nekrobiosen der Epithelzellen, Blutergüsse in den peripersten Teilen, Krustenbildung und Abstoßung.

Die Basis der Affektion zeigt deutlich Entzündungserscheinungen, Nekrose der Muskelzellen, die oft verkalken, Infiltrationen, Plasmazellen. Diese Entzündung geht nur langsam zurück. Der vorhergegangene Prozeß bleibt noch lange erkennbar.

Gehen wir nunmehr zu demselben Einfluß bei Teerpapillomen und Teercarcinomen über, dann treten dieselben Erscheinungen zutage, nur variiert durch die Art des Gewebes, das untersucht wird. Anfangs wurde hauptsächlich Calciumchlorid verwendet, später Cadmiumchlorid und schließlich Bleinitrat. Der verkrustende Einfluß scheint auch in dieser Reihenfolge zu steigen. Diese drei Gruppen Ionen sind als Repräsentanten dreier Metallsorten untersucht, angeordnet nach ihrem Einfluß auf die Ätherhämolyse. Um dies zu verstehen, ist eine kleine Abschweifung notwendig.

1920 gab ich eine Methode (4) an, die Wirkung einiger Metallgruppen aus ihrem Einfluß auf die Ätherhämolyse zu differenzieren. Das Verfahren bestand einfach darin, daß 10proz. Suspensionen roter Blutkörperchen nach Hinzufügung von Lösung verschiedener Metallsalze in verschiedenen (geringen) Konzentrationen, mit dünnen Ätherschichten überschichtet wurden.

Bei vorhandener Hämolyse wird bei Senkung der Blutkörperchen im Eisschrank ein Ring wahrnehmbar, der bei verhinderter Hämolyse fehlt.

Aus der nebenstehenden Tabelle geht nun hervor, daß alle bivalenten Ionen sich in dieser Hinsicht lange nicht gleich verhalten. In groben Zügen ist es möglich, 3 Gruppen zu unterscheiden.

Während die erste Gruppe (Ca″, Ba″), obwohl von kräftigem Einfluß gegenüber der Hämolyse durch Hypotonie, auf die Ätherhämolyse ohne Einfluß ist, ist dies in starkem Maße mit der Zn″-, Cd″-Gruppe der Fall. In passenden Konzentrationen verhindern diese die Ätherhämolyse vollkommen.

Dieser Gruppe gegenüber stehen nun wieder bivalente Metalle wie Hg″ und Pb″, die im Gegenteil die Hämolyse sehr stark begünstigen.

Man hat also eigentlich bei der Iontophorese diese Gruppen bivalenter Ionen zu unterscheiden. Während z. B. bei der Zn-, Cd-Gruppe eine echte verdichtende Wirkung, mit P/W-Erhöhung zu erwarten und auch in der Tat zu konstatieren ist, wird an der anderen Seite Hg-, Pb-Zufuhr eine noch größere Neigung der Tumorzelle zur Verflüssigung bewirken. Wir verweisen hier nach der Einleitung, wo als Ziel der Beeinflussung der Tumorzelle entweder die Wiederherstellung der normalen Permeabilität oder auch eine gänzliche Aufhebung des Widerstandes gestellt ist.

Trotz aller Theorie ist im allgemeinen die lokale Einwirkung der 3 Metallgruppen gleich; äußerlich ist wenigstens bei allen drei innerhalb 24 Stunden die beschriebene braune Verkrustung zu beobachten.

Nach erheblicher Weißfärbung und später brauner Verkrustung werden die der Ionenwirkung ausgesetzten Teile abgestoßen und oft durch gesundes Narbengewebe ersetzt. Dies gilt auch noch für kleine flache Carcinome, welche die

Größe von 2—3 mm im Quadrat nicht überschreiten. Ist dies jedoch wohl der Fall, dann dringt das bivalente Ion nicht tief genug hindurch. Die oberflächlichen Teile des Tumorulcus werden zwar abgestoßen, aber der nicht hinreichend getroffene Teil entwickelt sich weiter, auch in die Breite. Es treten dann blutige seröse Ausscheidungen auf. Wiederholung der Durchströmung holt den Prozeß nicht mehr ein.

Tabelle 2. 1 ccm gewaschenes Pferdeblut $^1/_{10}$, 1 ccm defibriniertes Pferdeblut $^1/_{10}$.

| Defibriniertes Pferdeblut $^1/_{10}$ ccm | Resultat (Äther-Hämolyse) | Hinzugefügte Salzlösung ccm | Gewaschen: Pferdeblut $^1/_{10}$ ccm | Resultat (Äther-Hämolyse) | Kontrolle | Bemerkungen |
|---|---|---|---|---|---|---|
| | | $CaCl_2$ $^1/_2$% | | | | |
| 1 | + | 0,02 | 1 | ++ | | |
| 1 | +++ | 0,03 | 1 | ++ | | |
| 1 | + | 0,05 | 1 | + | + | Keine Flockung |
| 1 | + | 0,1 | 1 | + | | |
| 1 | + | 0,2 | 1 | + | | |
| 1 | ++ | 0,5 | 1 | ++ | | |
| | | $BaCl_2$ $^1/_2$% | | | | |
| 1 | ++ | 0,02 | 1 | ++ | | Kleine Flockung |
| 1 | + | 0,03 | 1 | + | | |
| 1 | + | 0,05 | 1 | + | + | Kein Unterschied in der Hämolysierung |
| 1 | + | 0,1 | 1 | + | | |
| 1 | ++ | 0,2 | 1 | + | | |
| 1 | + | 0,5 | 1 | + | | |
| | | $ZnCl_2$ $^1/_2$% in $^1/_{50}$ NHCl | | | | |
| 1 | — | 0,02 | 1 | — | | Hämolyse aufgehoben |
| 1 | — | 0,03 | 1 | — | | |
| 1 | — | 0,05 | 1 | — | + | Starke Flockung |
| 1 | — | 0,1 | 1 | — | | |
| 1 | — | 0,2 | 1 | — | | |
| 1 | — | 0,5 | 1 | — | | |
| | | $CuCl_2$ $^1/_2$% | | | | |
| 1 | — | 0,02 | 1 | — | | Hämolyse aufgehoben |
| 1 | — | 0,03 | 1 | — | | |
| 1 | — | 0,05 | 1 | — | ++ | Flockung und Verfärbung |
| 1 | — | 0,1 | 1 | — | | |
| 1 | — | 0,2 | 1 | — | | |
| 1 | — | 0,5 | 1 | — | | |
| | | $CdCl_2$ $^1/_2$% | | | | |
| 1 | + | 0,02 | 1 | — | | Beim defibr. Blut Hämolyse nur in den höchsten Termen aufgehoben. Beim gewaschenen Blut keine Hämolyse |
| 1 | + | 0,03 | 1 | — | | |
| 1 | ± | 0,05 | 1 | — | + | |
| 1 | — | 0,1 | 1 | — | | |
| 1 | — | 0,2 | 1 | — | | |
| 1 | — | 0,5 | 1 | — | | |
| | | $HgCl_2$ $^1/_2$% | | | | |
| 1 | ++++ | 0,02 | 1 | ++++ | | Verstärkte Hämolyse |
| 1 | ++++ | 0,03 | 1 | ++++ | | |
| 1 | ++++ | 0,05 | 1 | ++++ | ++ | Keine Flockung |
| 1 | ++++ | 0,1 | 1 | ++++ | | |
| 1 | ++++ | 0,2 | 1 | +++ | | |
| 1 | — | 0,5 | 1 | — | | |

In Übereinstimmung mit dem bereits Bekannten wird also auch hier gefunden, daß das Ion nur einige Millimeter eindringt und dort am Endpunkt zur Hauptsache an die Eiweißstoffe gebunden wird, womit die Wirkung aufhört. Durch die daneben auftretenden reaktiven Entzündungserscheinungen wird der unbeeinflußte Prozeß angeregt.

Nun ist es sehr merkwürdig und für die Theorie des Teercarcinoms von Bedeutung, daß nicht nur bei einem auf derartige Weise carcinomatösen Ulcus, sondern auch an der Stelle eines verschwundenen Papilloms oder Carcinoms eine erhöhte Prädisposition für die Entwicklung eines neuen Papilloms entstanden zu sein scheint.

Wenigstens ist es mehrfalls aufgefallen, daß gerade an der Stelle, wo ein Papillom oder kleines Carcinom in der beschriebenen Weise entfernt war, ein Rezidiv des carcinomatösen Prozesses auftrat. Ein vereinzeltes Mal geht dies so weit, daß die ganze Kruste, welche das abgestoßene Tumorgewebe enthält, von einer Perlenschnur neu entstandener Papillome umgeben wird. Übrigens gilt dies nicht allein für den elektrochemischen Eingriff, denn auch nach einer gewöhnlichen Excision in dem scheinbar gesunden Gewebe, Naht und Heilung per primam sieht man häufig gerade an der Grenze des vernähten Gebietes einen neuen Prozeß entstehen.

Man kann dies alles nicht anders als durch die Annahme erklären, daß die anscheinend noch normale geteerte Haut in der Tat nicht mehr normal ist und nur auf geringe Summation von Reizen wartet, um zu malignem Wachstum überzugehen.

Dies steht mit den diesbezüglichen Mitteilungen Bangs u. a. im Einklange.

Der Raum gestattet nicht, eine vollständige Übersicht aller verschiedenen iontophoretischen Versuche zu geben; wir werden einige typische Protokolle

---

Anmerkung. Wir haben die Vorstellung, daß die beschriebene Veränderung rein auf Rechnung des bivalenten Ions kommt, aufrecht erhalten. Doch sprechen die Wirkungen einiger komplexer Ionen dagegen. Das folgende Experiment beweist dies.

Mg-Citrat wird aus Mg-Carbonat und Citronensäure hergestellt. Stärke (isotonisch): 7,2%. Reaktion schwach sauer.

32.

26. III.: Untersuchung nach der Wirkung komplexer Ionen. Stärke für Isotonie = 7,2%. Reaktion leicht sauer.

50 V, 10 MA 15.

26. III.: Unmittelbares Äußere nach der Durchströmung ist nicht verändert; kein weißer Fleck.

27. III.: Nichts wahrnehmbar.

28. III.: idem.

29.—31. März: idem.

31. März: Hellbraune Verfärbung, Krustenbildung?

9. IV.: Positiver Effekt, mit starker Krustenbildung.

13. IV.: Schöne Kruste.

16. IV.: Heilung.

Schlußfolgerung: Nicht nur das Mg''-Ion, aber auch der Komplex kann aktiv sein.

33.

29. III.: Wiederholung mit dem Mg-Komplex mit gleichem Resultat.

34.

27. III. Idem.

35.

29. III.: Idem.

herausgreifen und dabei genau den Verlauf sowie makroskopische und mikroskopische Besonderheiten mitteilen.

Maus XIII. 15. IX. 1922. Teermaus vom 6. IX. Scarifikationen (Deelman). Am Rücken drei, noch im Beginnstadium befindliche Papillome.

Am 20. XI. ist der Zustand derselbe, nur das mittlere Papillom hat sich etwas höher entwickelt.

23. XI. Der zentrale kleine Tumor ist gewachsen.

27. XI. Der Zustand bleibt derselbe.

Am 1. XII. erscheint ein großes zentrales Papillom, umgeben von 6 bis 7 kleineren. Es wird nun mit der Calciumchloridbehandlung begonnen, $^1/_2$ Stunde. 13 MA., später 10 MA., ca. 40 V. Es war etwas Cu durch den Kontakt mit hindurchgegangen, wodurch eine etwas grüne Verfärbung entstand.

Abends war der Zustand gut und von der Affektion wenig zu sehen.

2. XII. Zustand gut. Zentrales Papillom deutlich zu sehen. Der Rest war etwas rot verbrannt und ein wenig verfärbt; es waren noch Kupferreste vorhanden.

4. XII. Allgemeinzustand gut; doch die behandelte Stelle war rot und krustig und sah verbrannt aus. Nur im Zentrum war ein krustiges Papillom sichtbar.

5. XII. Zustand gut. Dieselbe braungrüne Brandkruste bleibt. Das Papillom im Zentrum bleibt krustig.

7. XII.: Zustand bleibt gut. Nur noch stellenweise verkrustet. Papillom schwer erkennbar. 1 zentral zweifelhaft.

8. XII.: Zustand etwas weniger günstig. Offengekratzt, krustig.

11. XII.: Zustand gut. Die ganze Kruste hebt sich ab und wird durch frische Haut ersetzt.

15. XII.: Zustand gut. Die Kruste hebt sich bogenförmig ab. Die Haut darunter ist rein.

18. XII.: Die Kruste hebt sich noch weiter ab; es erscheint eine neue Unterlage. Kranialwärts ist ein neues Papillom ersichtlich, das vorher nicht bemerkt war.

20. XII.: Die Kruste fällt ab, ist an der Unterseite rein granulierend. Caudal sieht das Papillom gut aus.

23. XII.: Die Heilung setzt ein. Es findet jetzt keine Papillomausbreitung statt.

27.—29. XII.: Die Wunde wird gut überdeckt. Caudal weißer Streifen. Das Ganze befindet sich auf dem Wege gänzlicher Heilung.

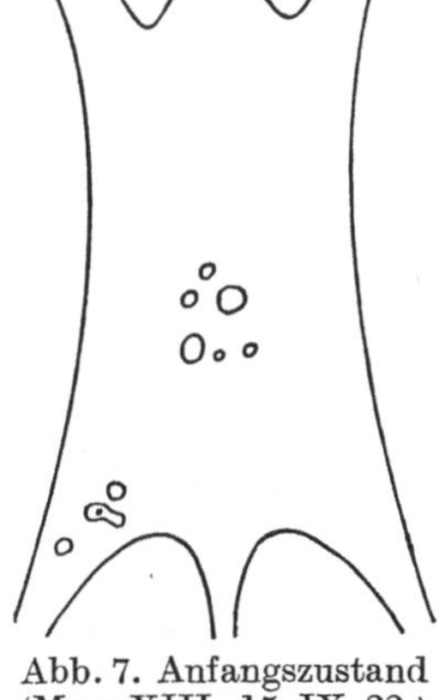

Abb. 7. Anfangszustand (Maus XIII. 15. IX. 22.)

5. I. 1923: Fast geheilt. Caudal scheint sich noch Papillom zu befinden.

10. I.: Idem. Caudal ist noch Papillom zu behandeln.

19. I.: Heilt sehr gut. 27. und 31. I. idem.

5. II.: Geheilt und behaart.

2. III.: Beim Nacken befand sich ein kleines Ulcus, der Rest war geheilt und behaart. Wird 20 Min. behandelt, 10 bis 7 MA., 50 V. (Widerstandserhöhungen.)

5. III.: Kleine schwarze Kruste im Nacken.

7. III.: An der alten Stelle wieder kleine Erhabenheiten. Im kranialen Teil ist die Krustenbildung gut.

8. III.: Aristol-Kollodium auf das Papillom und nahe beim Ulcus.

26. III.: Das Papillom ist verschwunden und das Ulcus geheilt.

9. IV.: Vollkommen gut. Der kraniale kleine Hornkamm wird elektrochemisch mit $Pb(NO_3)_2$ behandelt.

10. IV.: Ein kleines übersehenes Papillom gefunden. Es wird 1% Bleinitrat verabfolgt. Auf das kraniale Hahnenkammpapillom 9 MA. 12 Min. 50 V.

Zustand gleich darauf: Sehr starke Einwirkung; jedoch erfolgt grüne Verfärbung trotz der dicken Schicht, so daß vermutet wird, daß Kupfer mitgekommen ist. Zustand übrigens gut. Papillom gut getroffen.

11. IV.: Zustand gut. Grüngraue Verfärbung. Wiederholung mit dicker Schicht Pb. 10 Min. 50 V, 9 bis 10 MA.; auch das zentrale kleine Papillom ist getroffen.

12. IV.: Zustand gut.

20. IV.: Sehr gut. Alles vertrocknet und verkrustet.

23. IV.: Nur caudal (siehe Skizze) ein rotes hartes Höckerchen. Kleiner Ulcustumor?

23.—28. IV.: Sarkomentwicklung.

26. IV.: Die proximale Kruste hebt sich ab. Subcutan befindet sich ein Höckerchen mit kleinem runden Loch.

27. IV.: Dieses Höckerchen wächst; wird zwecks Mikroskopie entfernt.

28. IV.: Die Kruste ist gut. Exstirpation des Höckerchen. Es scheint Sarkom zu sein. Wird auf 5 Mäuse geimpft, mit positivem Resultat.

Mikroskopie des entfernten Höckerchens.

Dasselbe besteht aus infiltriertem Sarkomgewebe, das sich unter einer übrigens unversehrten Haut ausbreitet. Das Sarkom zeigt ein typisches Bild des Spindelzellencarcinoms, das sich später in Serien als überimpfbar erweisen wird. Aus dem Bild ist mit ziemlich großer Sicherheit zu schließen, daß das Sarkom in dem mit Strom behandelten subcutanen Bindegewebe entstanden ist und seinen Ursprung nicht aus dem Epithel nimmt[1]). An einem der

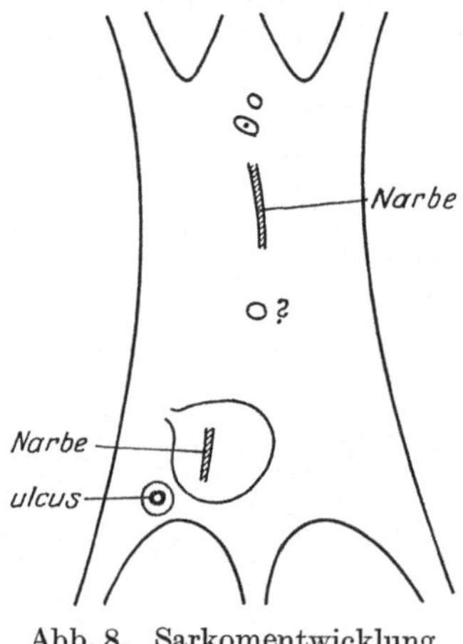

Abb. 8. Sarkomentwicklung. (Maus XIII. 23. IV. 23.)

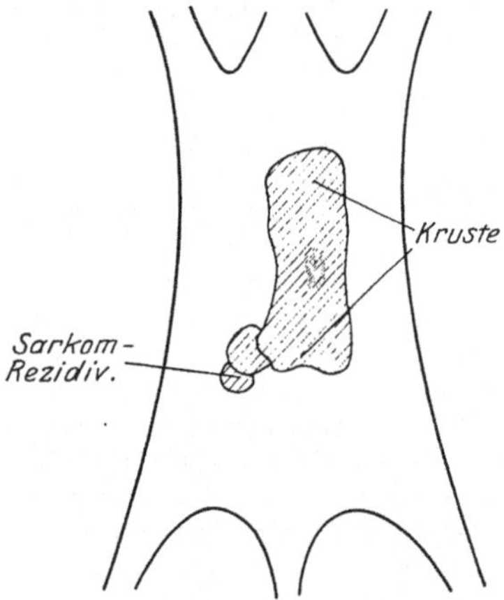

Abb. 9. Sarkomrezidiv neben der Kruste. (Maus XIII. 27. V. 23.)

äußersten Epithelpunkte ist noch in der Form von Blutung und Nekrose der Einfluß elektrischer Durchströmung bemerkbar. Andere Bilder geben keine neuen Gesichtspunkte.

28. IV.: Die Kruste sieht gut aus.

2. V.: Die Kruste heilt gut; die geheftete Stelle wächst zu (Aristol.).

4. V.: Die obere Kruste fällt herab; es befindet sich doch noch ein Papillom darunter. Es ist eine neue Behandlung nötig. Wird caudal mit Aristol. behandelt.

15 Min. 50 V, 10 MA., $PbNO_3$.

6. V.: Die Wunde heilt. Der obere Teil wird krustig. Der behandelte Teil verkrustet ebenfalls gut.

11. V.: Überall hat sich Kruste gebildet. Das Ganze macht keinen schönen Eindruck; doch ist kein Tumor zu sehen.

14. V.: Unter der proximalen Kruste, welche anfängt, sich ein wenig abzuheben, befindet sich kein Tumor.

17. V.: Alles mit Kruste bedeckt. Starke Aristol-Behandlung.

22. V.: Unter der Kruste birgt sich ein allgemein granulierendes Ulcus. Links ist ein Rezidiv des Sarkoms aufgetreten.

Die Kruste wird entfernt. Der proximale Teil ist völlig intakt; doch an der Excisionsstelle findet sich links ein deutliches Sarkomrezidiv. Der übrige Teil des Rückens ist granuliert.

26. V.: Idem. Wieder Pb. Tumor noch vorhanden.

[1]) Dies ist in bezug auf die Roussysche Auffassung des Teersarkoms, welche besagt, daß dies meistenfalls als Carcinom zu betrachten ist.

28. V.: † Nebenstehende Skizze gibt den Zustand am 27. Mai wieder. Abb. 9.
Sektion: Alle Organe sind makroskopisch normal.

Mikroskopie (Haut). Man findet hier dieselbe Veränderung, wie schon am 28. IV. beschrieben. Neben der von der elektrischen Durchströmung herrührenden Blutung und Nekrose findet man unter einem unversehrten Epithel und sogar noch erkennbaren Muskelfasern dasselbe typische Bild des Spindelzellensarkoms. Von Carcinom ist keine Spur zu sehen.

Organe: Die Niere zeigt einige Blutungen, übrigens keine Abweichungen.

Maus XIV. 27. XI. 1922. Teermaus vom 6. IX. 1922. Abb. 10.
27. XI.: 3 Papillome.
30. XI.: Erste Behandlung: Calciumchlorid. Reaktion: Etwas ödematös und perlmutterartig. Nach 1/2 Stunde wird rote Verfärbung beobachtet.

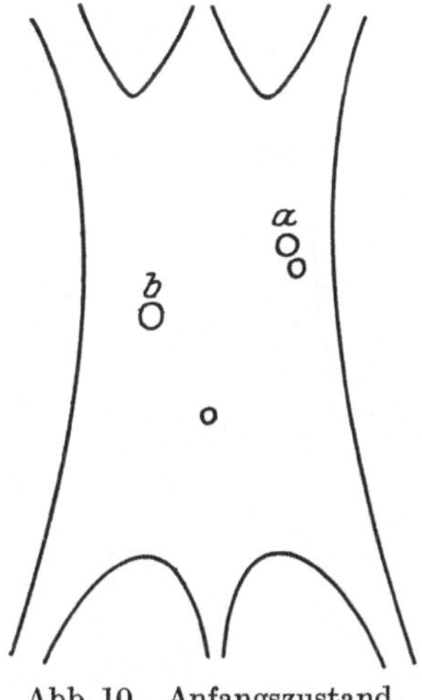

Abb. 10. Anfangszustand. (Maus XIV. 27. XI. 22.)

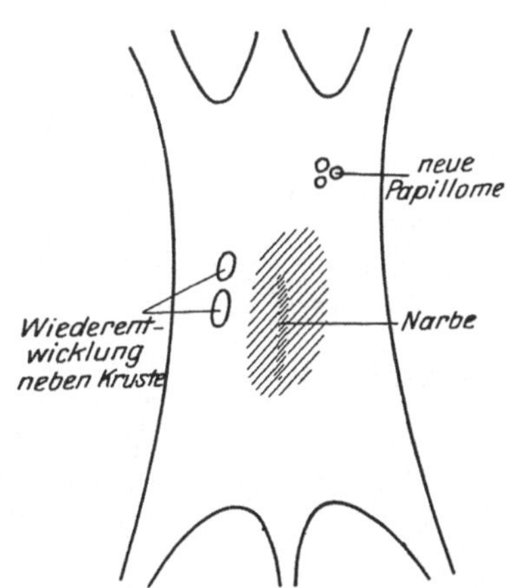

Abb. 11. Aufflackerung des Prozesses am Rande der Narbe. (Maus XIV. 24. I. 23.)

2. XII.: Die rote Verkrustung beginnt; daneben Brandverfärbung.
6. XII.: Nur C. ist noch eben erkennbar. Langsame Regression.
15. XII.: Das hinterste Papillom ist noch sichtbar.
20. XII.: Das caudale Papillom wächst wieder. Neue Behandlung mit Calciumchlorid.
23. XII.: Beginn der Verkrustung.
27.—29. XII.: Gut geheilte Kruste.
5. I. 1923: Rechts von den behandelten Stellen erscheinen proximal ein paar spitze Papillome.
10. I.: Zustand gut. Noch bedeckende Kruste.
15. I.: Die Kruste fällt ab und das Papillom ist vollkommen geheilt.
19. I.: Leichte Reaktion an dieser Stelle. Wiederentwicklung. Induktion!!
21. I.: Das Papillom ist wieder zu erkennen.
24. I.: Neue Behandlung mit Calciumchlorid. Abb. 11.
2. II.: Alles ist trocken, hornartig und verkrustend.
19.—27. II.: Vollkommen gut.
5. III.: Kraniales Papillom (3 Gruppen), behandelt mit $CdCl_2$.
7 MA. 50 V.
7. III.: Krustenbildung.
9. IV.: Papillome bei A. und B., Carcinombildung neben der Kruste.
11. IV.: Darauf $Pb(NO_3)_2$. Technik wie gewöhnlich.

12. IV.: Schöne Kruste.

16. IV.: Unter der entfernten Kruste befindet sich noch Tumorgewebe. Neue $Pb(NO_3)_2$-Behandlung.

18. IV.: Starke Kruste, Brückenbildung, darunter Eiter.

25. IV.: Bei Abhebung der Kruste tritt Ca.-Boden zutage. Proximal kranial übrigens gesund. — $Pb(NO_3)$ hat gut getroffen. Alles silberweiß.

28. IV.: Aristol. Große Krustenabhebung.

28. IV.: Mikroskopie. (Probeexcision des Bodens.) Sehr deutlich carcinomatöses Gewebe, das durch die Muskelschicht hindurchdringt. An der Oberfläche sind noch die durch die Stromwirkung verursachten blutigen nekrotischen Reste zu sehen. Das Epithelgewebe wird durch infiltriertes Bindegewebe mit Plasmazellen verdrängt. Epithelmassen, welche in die Tiefe dringen, bestehen aus blasigen Zellen mit blaßgefärbten Kernen.

8. V.: Es ist Kruste abgefallen. Links und rechts findet sich noch eine kleine Affektion.

11. V.: Die ganze Kruste fällt ab. Bei A und B noch Überreste.

14. V.: Aristol.

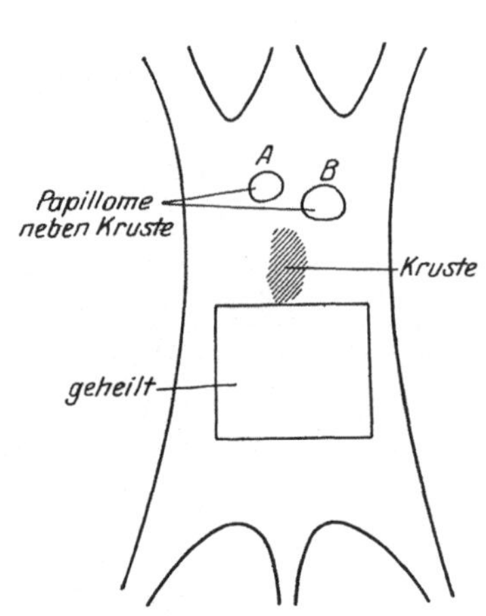

Abb. 12. Beschreibung im Text. (Maus XIV. 26. III. 23.)

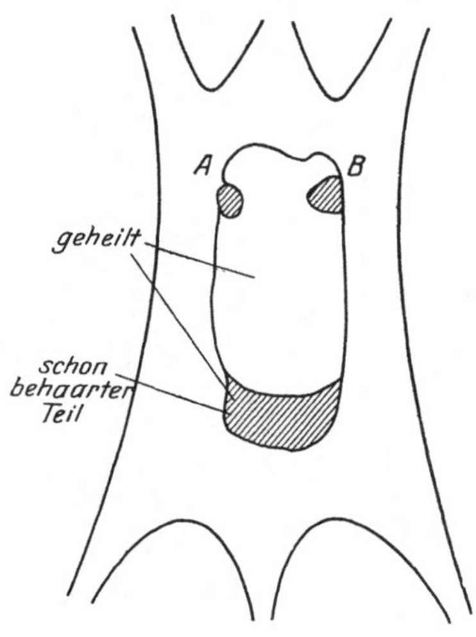

Abb. 13. Beschreibung im Text. (Maus XIV. 11. V. 23.)

15. V.: Behandlung mit Bleiacetat. Subcutane Injektion.

17. V.: Idem.

18. Mai: †.

Sektion: A und B ziemlich verkrustet. Die Haut sitzt fest an der Wirbelsäule. Es ist kein Tumor mehr vorhanden. Inwendig ausgedehntes Amyloid.

Mikroskopie: Die Organe sind alle stark amyloid degeneriert. Niere: mäßig geschwollen. In den Tubuli contorti etwas Eiweiß.

Haut: Die ursprüngliche Stelle ist geheilt. Keine Verkalkung oder andere Degeneration. Von A und B noch nekrotische Reste. Die Lungen zeigen viele peribronchiale Pneumonien; keine Metastasen.

Die Milz ist stark geschwollen; die Follikel sind sehr rarefiziert. Amyloid?

Die Leber ist entzündet und geschwollen. Ziemlich erhebliches Leukocyteninfiltrat. Das Parenchym ist stark reduziert. Man bekommt den Eindruck, daß die Infiltrationen perilobulär liegen.

Maus XXI (765). 10. I.: 23. Papillom A 3 mm lang, 2 mm breit und 3 mm hoch. Die rechte Hälfte ist deutlich röter als die linke. Papillom B ist flacher, 1 mm hoch, 3 mm im Durchmesser, scharf begrenzt.

13. I.: Erste Behandlung, nur A, 15 Min. 40 V., 9—6 MA., $CaCl_2$. — Wird gut vertragen.

14.—16. I. Es ist nur ein schwarz verbrannter, krustiger kleiner Fleck nachgeblieben.

16. I.: Das Papillom B wird als Kontrast mit KCl behandelt: 1,2%, 10 MA., 40 V., 20 Min. Auch hier sind nach der Behandlung rote Pünktchen sichtbar.

17. I.: Das KCl-Papillon ist nicht schwarz verfärbt; wohl sind einige rote Pünktchen sichtbar.

19. I.: Auch nun ist Papillom B noch nicht schwarz; auch die umgebende Haut verkrustet nicht, im Gegensatz zu A.

A wird exstirpiert und zwecks mikroskopischer Untersuchung in Celloidin aufbewahrt.

21. I.: Papillom B sieht gewöhnlich rosa aus; ebenfalls am 27. I. Es wächst weiter.

31. I.: Die durch die Exstirpation von A hervorgerufene Wunde heilt unter Fadeneiterung per secundam.

10. II.: Die Wunde eitert noch immer; das K-Papillom wächst.

15. II.: Die Kruste fällt ab; aber hinter der Kruste findet sich ein kleines Papillom; es besteht also deutliche Papillombildung auf der Narbe.

26. II.: Neue Behandlung des neugebildeten Papilloms. 20 Min., $CaCl_2$, Cd, 10 MA., 50 V.

2. III.: Gute Krustenbildung.

5. III.: Das verkrustete Papillom fällt ab; der Rest heilt weiter per secundam.

13. III.: Exstirpation der ganzen rechten Seite; Catgutnaht.

26. III.: Zustand gut.

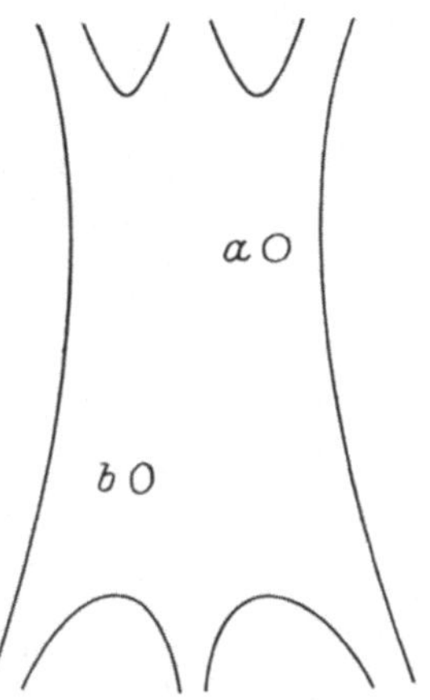

Abb. 14. Anfangszustand. (Maus XXI. 10. I. 23.)

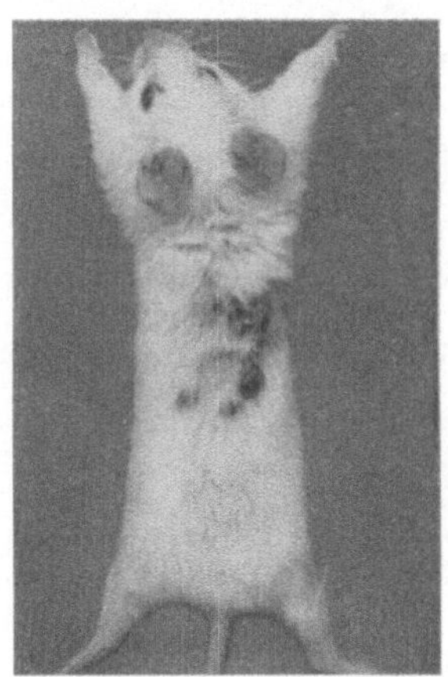
Abb. 15. Papillombildung auf der Narbe. (Maus XXI. 24. II. 23.)

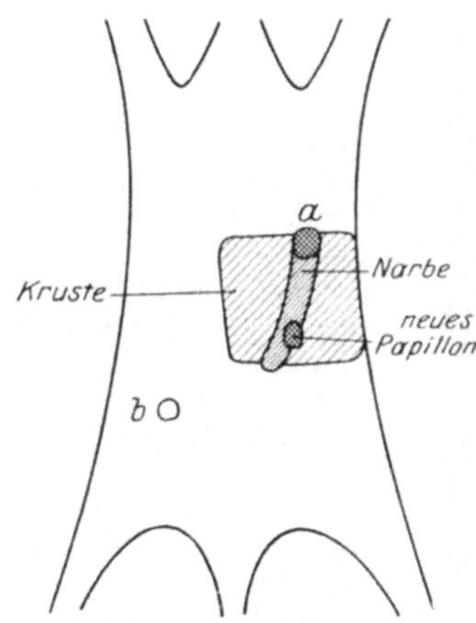

Abb. 16. Papillombildung in der Naht. (Maus XXI. 5. III. 23.)

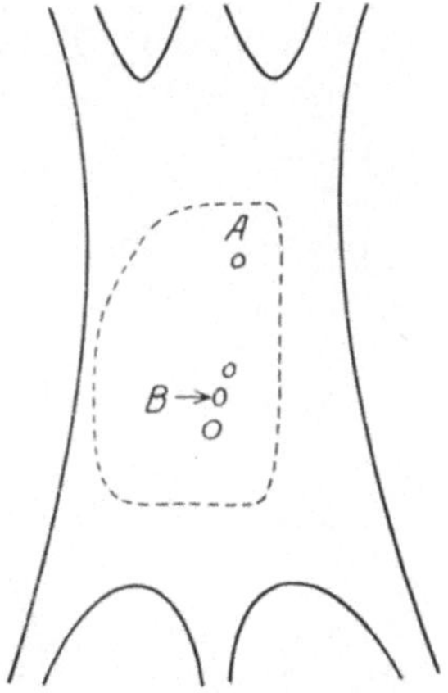

Abb. 17. Anfangszustand. (Maus XXVII. 20. II. 23.)

Maus XXVII. Teermaus vom 29. XI. 1922.

20. II. 1923: Zustand wie in der Skizze angegeben. 20 Min. $CaCl_2$, 50 V., 10 MA.

Diese Maus bekam beim Teeren auffallend häufig das Haar zurück, so daß wiederholtes Enthaaren nötig war.

21. II.: Teil B ist ganz weg; es hat sich eine rote kleine Kruste gebildet. A ist nur rot.

22. II.: Teil A wird zwecks Untersuchung entfernt.

27. II.: B ist völlig geheilt. A zeigt zwei kleine Nahtkrusten.

2. III.: Heilt gut weiter.

5. III.: Idem.

7. III.: Idem.

12. III.: Gänzlich geheilt.

26. III.: Normal.

April. Zustand bleibt sehr gut. Wieder völlige Behaarung. Erneute Teerbehandlung. Wird enthaart und bleibt nun dauernd kahl.

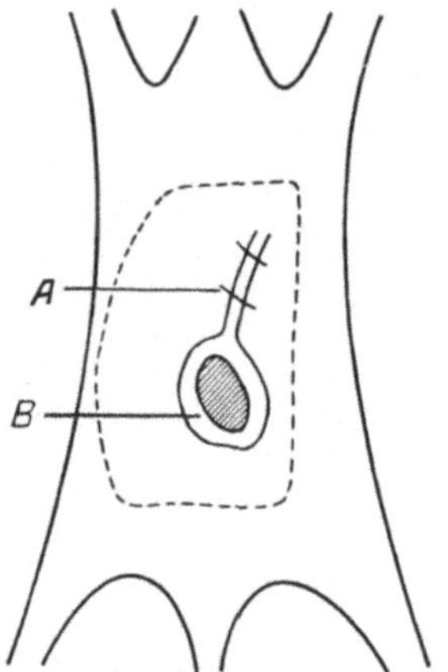


Abb. 18. A exstirpiert, B Kruste. (Maus XXVII. 27. II. 23.)

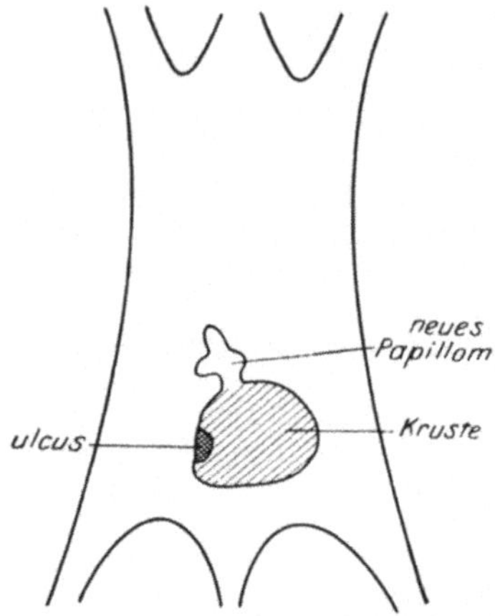


Abb. 19. Beschreibung im Text. (Maus XXVIII. 9. IV. 23.)

Am 18. V. entstehen wieder neue Papillome nach 3 Wochen Teerbehandlung. Wird nun mit $Pb(NO_3)_2$, 9 MA. behandelt. Heilung. Wird in toto aufbewahrt.

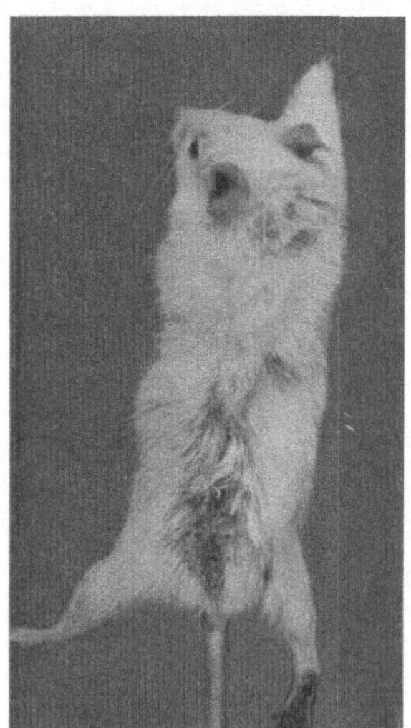

Abb. 20. Geringe Verkrustung. Heilung. (Maus XXVIII. 4.—11. VI. 23.)

Maus XXVIII. 22. II. 1923: Beginnendes Carcinom am Hinterende des Rückens. Behandlung: $CaCl_2$, 10 MA., 20 Min. Nach 6 Stunden Exstirpation zwecks Mikroskopie. Das ganze Gewebe war gelbweiß verfärbt. Der Boden des Ulcus war mit einer weißen Schicht bedeckt. Veränderung des Widerstandes während der Iontophorese.

28. II.: Wundheilung.

2. III.: Infektion, mit Durchschneidung der Vernähungen.

12. III.: Es hat sich eine große Kruste gebildet; links oben ist ein neues Papillom entstanden. Induktion!

13. III.: Aristol-Behandlung.

26. III.: Noch immer große Kruste.

9. IV.: Links von der Kruste ist ein neues Papillom entstanden; dahinter liegt ein kleines Ulcus von carcinomatösem Aussehen. Ca und Cd, 20 Min., 10 MA., 50 V. Aristol wirkt günstig.

10. IV.: Das Papillom ist gut getroffen und verkrustet. Das Ulcus ist nicht getroffen.

20. IV.: Die Kruste fängt an, sich zu lösen.

25. IV.: Unter der Kruste ist Eiterung wahrnehmbar. An der schraffierten Stelle verdächtiges Epithelwachstum.

26. IV.: $Pb(NO_3)_2$, 20 Min., 9 MA., 50 V., wird gut vertragen; Papillom gut getroffen.

2. V.: Verkrustet sehr gut.

11. V.: Es ist noch etwas Eiter unter der Kruste.

16. V.: Geheilt, leicht krustend.

4. VI.: Kleine Kruste.

11. VI.: Kleine Kruste. Das Tier wird getötet und präpariert.

Bei der Sektion werden keine Abweichungen gefunden; kein Tumor, nur ein kleiner Absceß an der ursprünglichen Stelle.

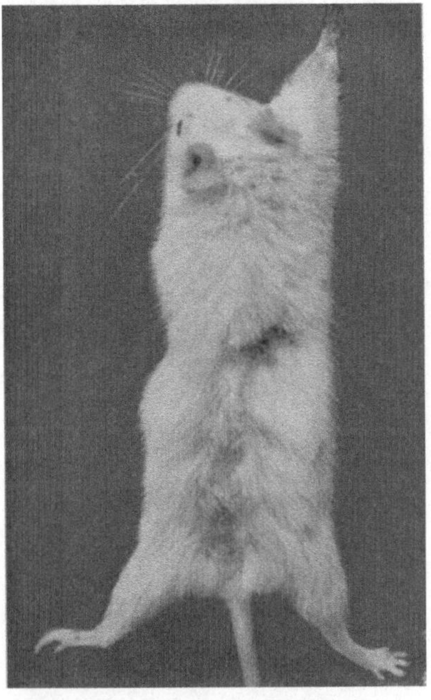

Abb. 21. Nach Heilung unter der Kruste ist neben der behandelten Stelle ein neues Papillom entstanden. (Maus XXIX.)

Maus XXIX. Maus mit zentralem Papillom.

22. II. 1923: $CaCl_2$, 50 V., 10 MA., 20 Min. Ohne Widerstandsveränderung; wird gut getroffen; weiße Stelle; Exstirpation nach 20 Stunden.

28. II.: Normale Wundheilung.

5. III.: Normale Wundheilung, mit Krustenbildung.

12. III.: Heilung unter der Kruste; aber nun die Kruste abgefallen ist, zeigt sich, daß neben der geheilten Stelle ein kleines Papillom entstanden ist. Induktion.

26. III.: Die Hauptstelle ist völlig geheilt und wieder behaart. Das daneben entstandene Papillom ist gewachsen.

27. III.: Behandlung dieses Papilloms mit Ca und Cd, 50 V., 10 MA.

31. III.: Schöne Krustenbildung.

9. IV.: Die schwarze Kruste ist noch vorhanden.

16. IV.: Idem.

20. IV.: Die Kruste fängt an sich abzuheben.

27. IV.: Sie ist abgefallen; es liegt ein gelber Eiterbelag auf der Wunde.

30. IV.: Geheilt.

1. V.: In der Mitte erscheint eine neue Erhebung, welche zwecks Mikroskopie abgeschnitten wird.

2. V.: Sieht etwas entzündet aus. Aristol.

3.—14. V.: Sieht sehr gut aus.

26. V.: Beim Kopf zeigt sich eine neue kleine Stelle: 20 Min. $Pb(NO_3)_2$, 6—7 MA., 50 V.

1. VI.: Gut verkrustet und geheilt.

28. VI.: Der Zustand ist gut geblieben. Es ist noch eine kleine Kruste beim Kopf. Tier getötet und ganz bewahrt.

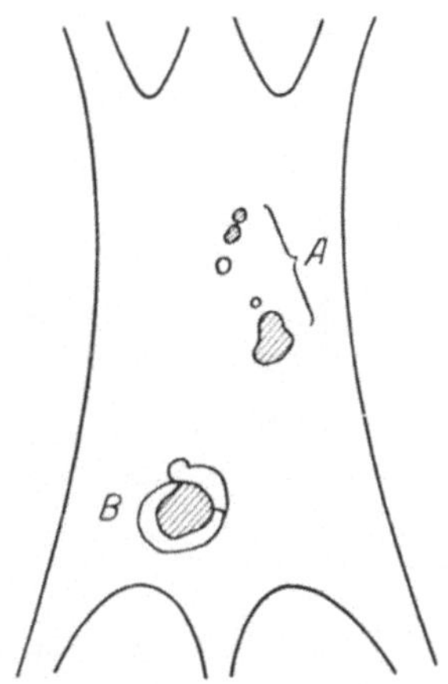


Abb. 22. A mit KCl durchströmt, B mit $Pb(NO_3)_2$ durchströmt. Kontrast zwischen mono- und bivalenter Einwirkung. (Maus XXXI. 12. III. 23.)

Maus XXXI. Am 12. III. 23 wird bei einer Favusmaus mit vielen Papillomen und Carcinomen; auf A/KCl gerichtet, auf B : $Pb(NO_3)_2$ 15 Min., 50 V., 9—10 MA.

13. III. 1923: Keine Wirkung, auf A.

26. III.: B ist eine längliche Tumorkruste. A zeigt keine Veränderung.

9. IV.: Keine Veränderung im Bilde.

11. IV.: Behandlung der KCl-Stelle jetzt mit $Pb(NO_3)_2$, 10 MA., 50 V. Die Wirkung ist sehr stark, auch an der danebengelegenen Stelle tritt grüngraue Verfärbung auf.

12. IV.: Krustenbildung: Zustand gut.

25. IV.: Unter der Kruste entwickelt sich neues Epithel.

26. IV.: Schöne Granulationen; an den Rändern Epithel.

30. IV.: Das Epithel wächst nach dem Zentrum hin.

11. V.: Es ist noch etwas Eiter unter der Kruste; sieht im übrigen gesund aus; kein Tumor.

14. V.: Heilt weiter gut; die Kruste wird mit $H_2O_2$ behandelt.

17. V.: Schöne Kruste.

22. V.: Nach Entfernung der Kruste kein Tumor.

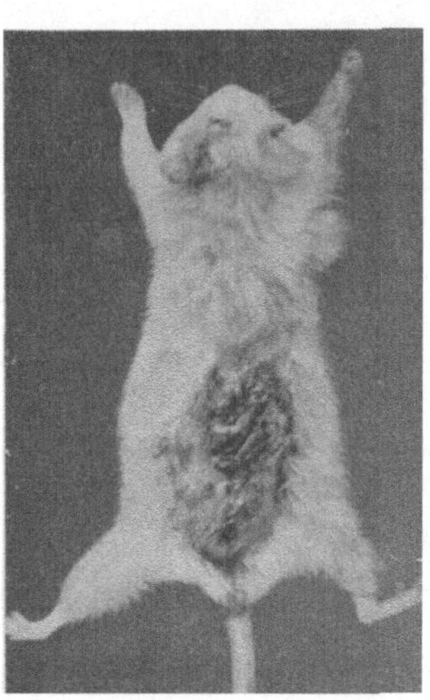

Abb. 23. Krustenbildung. (Maus XXXI. 12. IV. 23.)

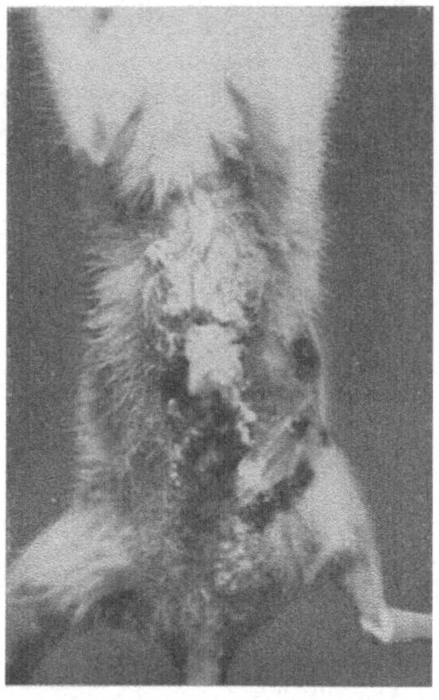

Abb. 24. Abhebung der Kruste. (Maus XXXI. 30. IV. 23.)

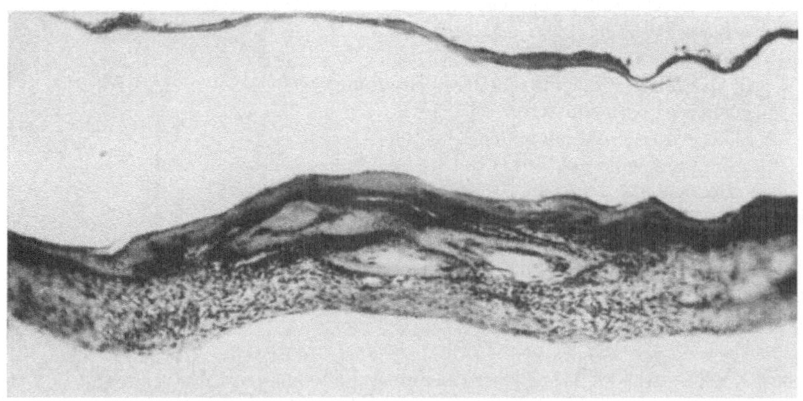

Abb. 25. Verkrustung im mikroskopischen Bild. 6 Stunden nach der $Pb(NO_3)_2$ Durchströmung. (Maus XXXVI. 24. IV. 23.)

4. VI.: † Sektionsbefund: Es besteht eine Pleuropneumonie, außerdem Nephritis. Die Milz ist atrophisch.

Bei mikroskopischer Untersuchung der ursprünglichen Stelle ist dort kein Tumorgewebe, sondern nur Granulationsgewebe zu finden.

Maus XXXVI. (Kontrastversuche, zwischen Mono- und Bivalenz).

28. III. 1923: Eine Maus mit einem solitären Papillom wird durchströmt mit KCl, 10 MA., 50 V., 15 Min.

29. III.: Auf der Spitze des Papilloms sind einige blutige kleine Streifen zu sehen; in der Umgebung keine Veränderung. Exstirpation nach 18 Stunden für mikroskopische Untersuchung.

30. III.: Das Tier zieht die Wundfäden los.

9. IV.: Geheilt.

20. IV.: An der linken Flanke wird ein kleines Papillom entdeckt.

24. IV.: Durchströmung dieses Papilloms. 15 Min. $Pb(NO_3)_2$ 1%, 9 MA., 50 V. Die unmittelbare Wirkung besteht in weißer Verfärbung in Papillom und Umgebung. Schon nach 6 Stunden ist das ganze Papillom verkrustet und nahezu verschwunden. Exstirpation nach 24 Stunden.

26. IV.: Zustand gut; die Wunde sieht gut aus.

16. V.: Im Zentrum der Stelle entsteht eine neue weiße kleine Erhebung.

17. V.: Erweist sich als ein Rezidiv des Papilloms. Neue Behandlung: $Pb(NO_3)_2$, 25 Min., 50 V., 9 MA.

18. V.: Der kleine Tumor ist gut getroffen und bildet Kruste; durch Druck auf das Rückenmark sind die Hinterextremitäten gelähmt.

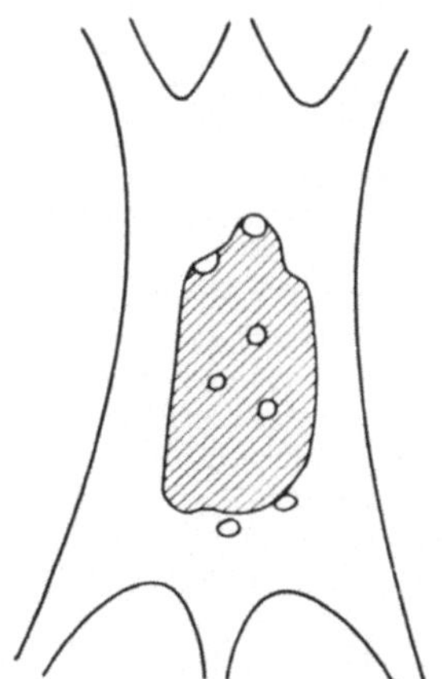

Abb. 26. Skizze des „Pb“ durchströmten Teiles. (Maus XLI. 9. V. 23.)

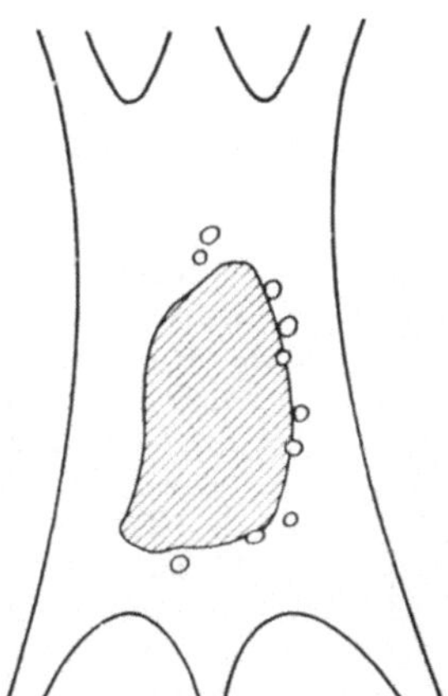

Abb. 27. Neue Papillome am Rande der Kruste. (Maus XLI. 26. V. 23.)

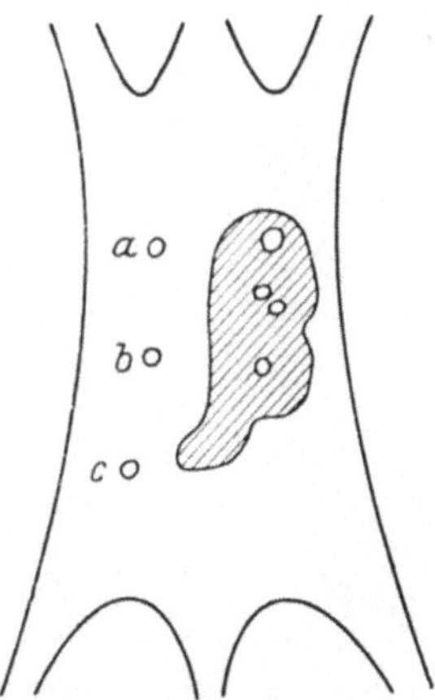


Abb. 28. Die Stellen a, b und c neben der Kruste werden carcinomatös. (Maus XLII. 11. V. 23.)

22. V.: Gelähmt und inkontinent. Die Stelle ist völlig verkrustet.

24. V.: †. Bei der Sektion zeigen sich keine Abweichungen. Die Kruste wird zwecks mikroskopischer Untersuchung herausgeschnitten.

Maus XLI. Am 9. V. 1923 wird eine Papillommaus mit $Pb(NO_3)_2$ 20 Min. behandelt. Der schraffierte Teil gibt die Ausdehnung der Hautstelle an, welche durch die Ionendurchströmung getroffen wurde.

11. V.: Außer caudal sind die Papillome alle gut getroffen; alles ist mit Kruste bedeckt.

17. V.: Alles ist gut getroffen und verkrustet.

22. V.: Idem.

26. V.: Die Kruste ist im Begriff, abzufallen.

Am Rande der Kruste nun ist eine Reihe neuer Papillome entstanden. (Induktion.) Neue Behandlung am 30. V.: $Pb(NO_3)_2$, 50 V., 9 MA.

1. VI.: Normaler Verlauf.

4. VI.: Starke Krustenbildung.

8. VI.: Die Kruste fängt an, sich abzuheben.

11. VI.: Die ganze Perlenschnur verkrustet.

15. VI.: Wieder Eiterung unter der Kruste.

18. VI.: Hohe Kruste mit Eiter.

28. VI.: Noch Eiter und Papillome.

3. VII.: Getötet und zur Demonstration konserviert.

Maus XLII. 11. V. 1923: Dieser Fall zeigt einen ähnlichen Typus. Hier wird ebenfalls durch die Behandlung mit $Pb(NO_3)_2$ nur ein Teil der Papillome getroffen.

12. V.: Der getroffene Teil ist mit Kruste bedeckt.

22. V.: Zustand derselbe.

26. V.: Kruste ist im Begriff abzufallen.

4. VI.: Die Kruste ist fast abgefallen.

5. VI.: Erneute $Pb(NO_3)_2$-Applizierung auf die Kruste, weil noch kleine Erhebungen darunter zu sehen sind.

25. VI.: Geheilt. Die unbehandelten a-, b- und c-Papillome werden aber carcinomatös. Behandlung mit $Pb(NO_3)_2$, 50 V., 9 MA.

28. VI.: Auch diese carcinomatösen Stellen sind auf diese Weise weggebrannt. Die ursprüngliche Stelle ist geheilt.

Das Tier wird getötet und zwecks Demonstration in toto bewahrt.

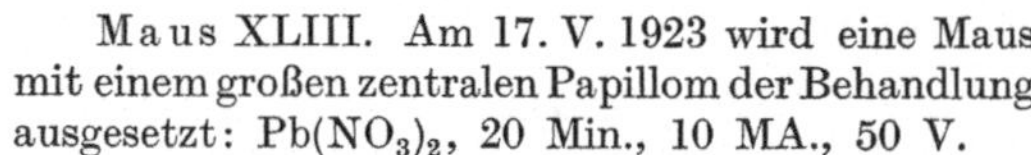

Maus XLIII. Am 17. V. 1923 wird eine Maus mit einem großen zentralen Papillom der Behandlung ausgesetzt: $Pb(NO_3)_2$, 20 Min., 10 MA., 50 V.

Am 18. V. ist das ganze Feld verkrustet; neben diesem Feld scheint etwas Drucknekrose zu bestehen.

22. V.: Gute Krustenentwicklung, namentlich auch im Zentrum.

26. V.: Alles ist vertrocknet; im Zentrum ist das Papillom noch wahrnehmbar.

4. VI.: Die Kruste hebt sich ab.

8. VI.: Sie fängt an abzufallen.

15. VI.: Ist nun ganz abgefallen: es ist noch etwas neues schilferndes hypertrophisches Epithel vorhanden.

18. VI.: Die Wunde schließt sich gut.

20. VI.: Geheilt.

28. VI.: Geheilt. Getötet und in toto bewahrt.

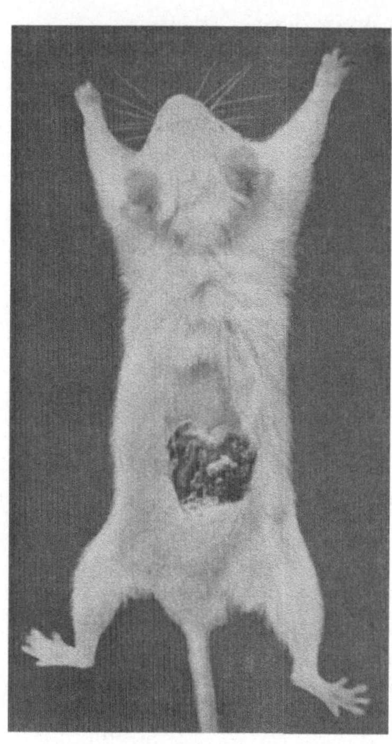

Abb. 29. Abhebung der Kruste. (Maus XLIII. 18.—28. VI. 23.)

Hiermit endigen die Iontophoreseversuche bei Mäusen. Nachstehend folgen noch einige Versuche bei menschlichen Tumorpatienten.

Die in der beschriebenen Weise durch Iontophorese zu bewirkenden Veränderungen bestehen also in:

Blutungen,
Nekrobiosen der getroffenen Epithelkolben,
Starker reaktiver Entzündung,
Verkalkung der Muskelschicht,
Regeneration des Epithels.

Die beigefügten Zeichnungen erläutern die verschiedenen Etappen.

Es ist daher nicht zu verwundern, daß kleine Affektionen auf diese Weise ganz verschwinden können; noch weniger, daß die tiefere Schicht, wenn sie nicht hinreichend getroffen ist, durch eine starke Reaktion zur Regeneration angeregt wird. Denn das Stroma ist dort stark infiltriert. Zahlreiche Zellreste mit ihren Abbauprodukten häufen sich an dieser Stelle an; es ist überreichlich Nahrungsmaterial vorhanden, welches die starke Generation und Hypergeneration erleichtert. Aus diesen Momenten lassen sich voll und ganz die Erscheinungen, welche man klinisch beobachtet, erklären. Einerseits, sogar bis zur Absceßbildung gehende Nekrose, andererseits große Neigung zu Rezidiv und neuer Tumorbildung, gerade an den Rändern, wo der nekrotisierende Einfluß nicht maximal ist, sondern die erhöhte Möglichkeit der Regeneration stark prävaliert.

Gerade diese Neigung zu Rezidive in der Nähe der behandelten Stellen, in den Protokollen als Induktion angedeutet, scheint mir das beachtenswerteste

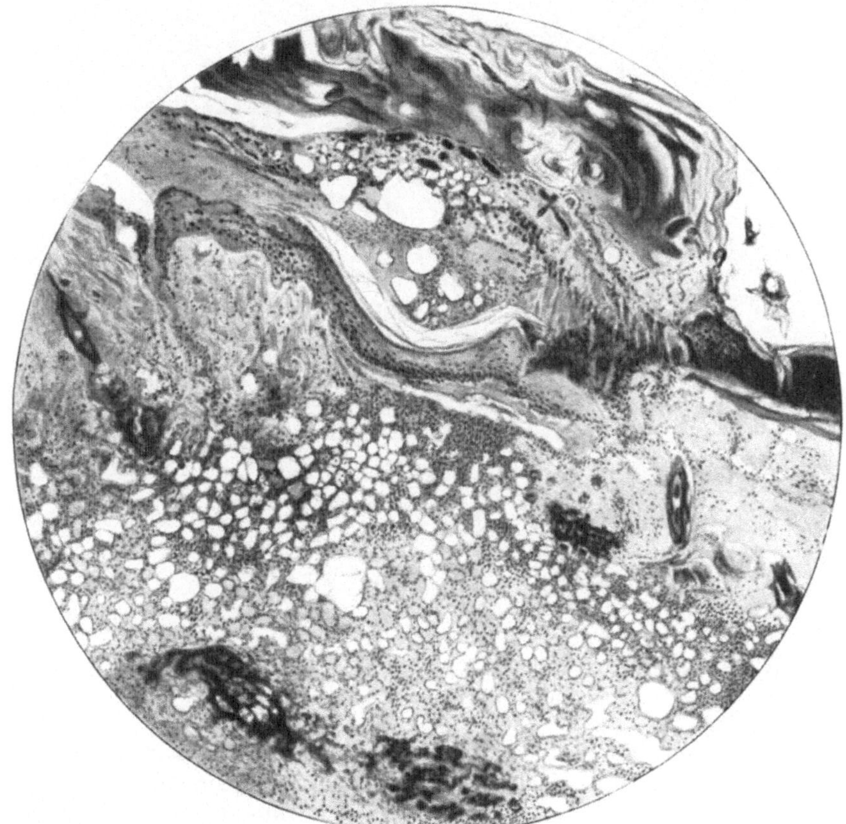

Abb. 30. Papillom: Blutungen und beginnende Nekrose nach bivalenter Ionen-Durchströmung.

Ergebnis dieser Versuchsserie zu sein. Wir begegnen hier einem Prozeß, der überall in der Therapie der bösartigen Geschwülste hervortritt, wo abgetötetes Material nicht weggeschafft wird. Aus diesem absterbenden Material scheinen durch Autolyse Produkte freizukommen, welche, wie wir im biologischen Teil sehen werden, Immunitätsvorgänge einleiten können, andererseits aber die Tumorzellen zu erhöhtem Wachstum anregen können und auch die natürlichen Abwehrkräfte des Organismus paralysieren.

Obwohl wir also in dieser Methode mit Sicherheit ein Mittel besitzen, bestimmte bivalente Ionen in den Körper einzuführen und die Gewebe damit zu durchdringen, scheitert einstweilen noch eine praktische Anwendung an der damit verbundenen Absceßbildung und Erhöhung der Möglichkeit zur Rezidivbildung.

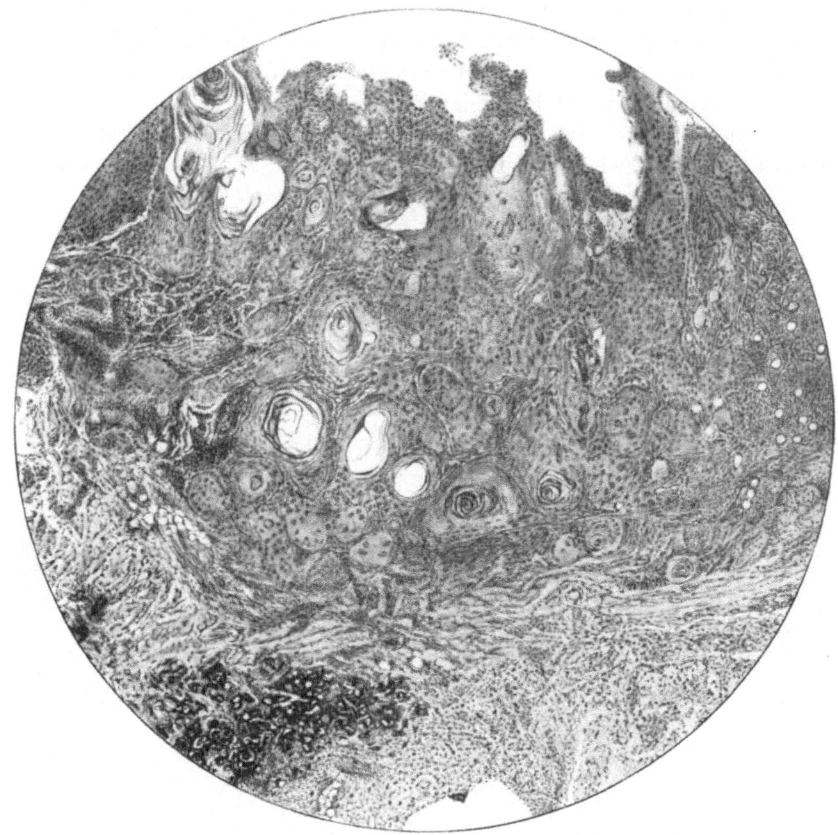

Abb. 31. Carcinom: Koagulationsnekrose im Carcinomgewebe nach Ionen-Durchströmung; Verkalkung der Muskelfasern.

Dies will nicht besagen, daß eine vorsichtige Anwendung, gegebenenfalls kombiniert mit anderen Behandlungen, z. B. Bestrahlung, in einigen Fällen keine guten Resultate ergeben wird.

Zwecks Vergleichung unserer Resultate mit denjenigen, welche Borrel mit Iontophorese verschiedener Metallsalze in ganz gleichartiger Versuchsanordnung bei einem transplantablen Rattentumor erhielt, reproduzieren wir die nebenstehende Tabelle Borrels.

Tabelle 3.

| Salz | Anzahl behandelter Tiere | Tumor verschwunden bei |
|---|---|---|
| KCl | 3 | 0 |
| NaCl | 6 | 0 |
| $CaCl_2$ | 3 | 0 |
| $BaCl_2$ | 3 | 2 |
| $AgNO_3$ | 3 | 1 |
| $CuSO_4$ | 3 | 2 |
| $Pb(NO_3)_2$ | 10 | 8 |
| $UO_2(NO_3)_2$ | 3 | 0 |
| $FeSO_4$ | 3 | 0 |
| $Na_2SeO_3$ | 3 | 0 |

Es zeigt sich also in Übereinstimmung mit unseren

eigenen Versuchen beim Teercarcinom, daß von den untersuchten Ionen Pb das günstigste Resultat ergeben hat.

Das Resultat Borrels ist sogar günstiger, weil, nachdem der Tumor einmal verschwunden war, kein Rezidiv beobachtet wurde. Dieser Unterschied ist natürlich durch Unterschiede des Objektes zu erklären. Bei uns das Teercarcinom, wo die ganze Haut schon geraume Zeit unter Einfluß des krebserregenden Agens

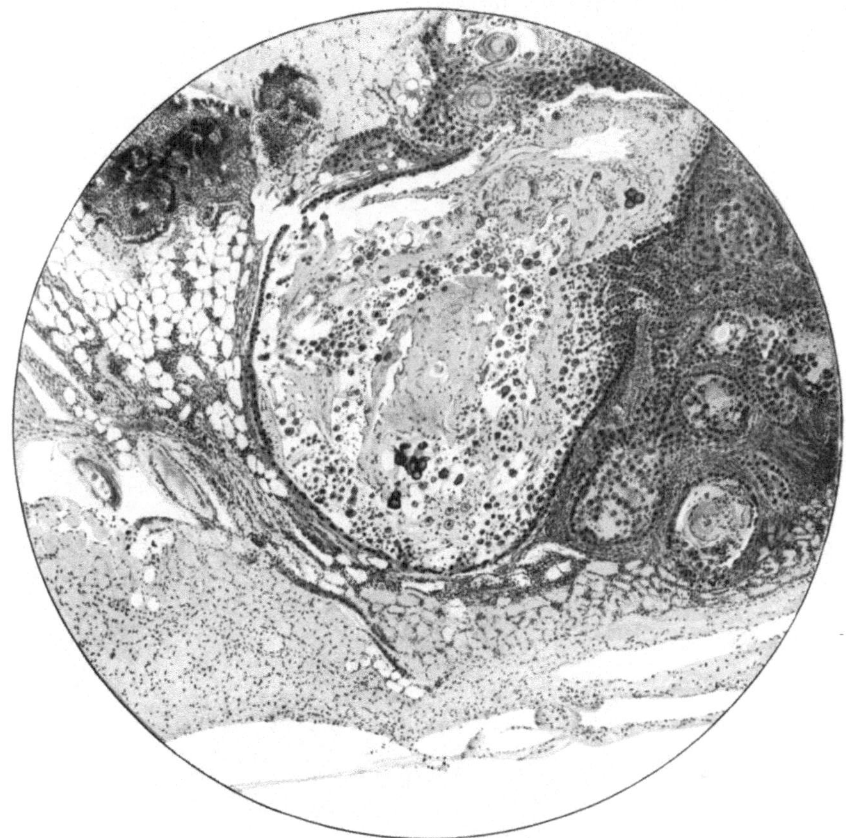

Abb. 32. Bild des Carcinomzerfalls nach Iontophorese; reaktive Entzündung.

gestanden hat, bei Borrel ein rein örtliches, dabei schlecht ernährtes Transplantat. Es wird uns jedoch noch deutlicher, daß neben der Valenz auch die weiteren chemischen Eigenschaften des eingeführten Ions Bedeutung haben.

## Die Iontophorese in der Klinik.

Beim menschlichen Carcinom hat die Iontophorese nur selten und wenig systematische Anwendung gefunden. Nach den älteren Mitteilungen Jones, bereits im Jahre 1905, ist die Methode in der letzten Zeit nur wieder in England seitens Durham aufgenommen (1919) mit Cu und Zu als Ionen und anscheinend mit vorübergehendem Erfolg bei Rectumcarcinom angewandt. Von rezenterem Datum sind einige Experimente Rédings und Slosses, welche hauptsächlich den Einfluß des Magnesiums untersucht haben. Technisch wurde sowohl lokal eigentliche Iontophorese, wie allgemeine Injektion der Salzlösung angewandt. Dabei wurde in einigen Fällen von Carcinoma mammae folgendes beobachtet:

1. Daß die Knochen- und Hautmetastasen nach der Injektion schnell an Volumen abnehmen.

2. Daß histologisch nach einer ersten vorübergehenden Phase atypischer Mitosen die Zellteilungen in den Metastasen aufhören und diese an Volumen abnehmen.

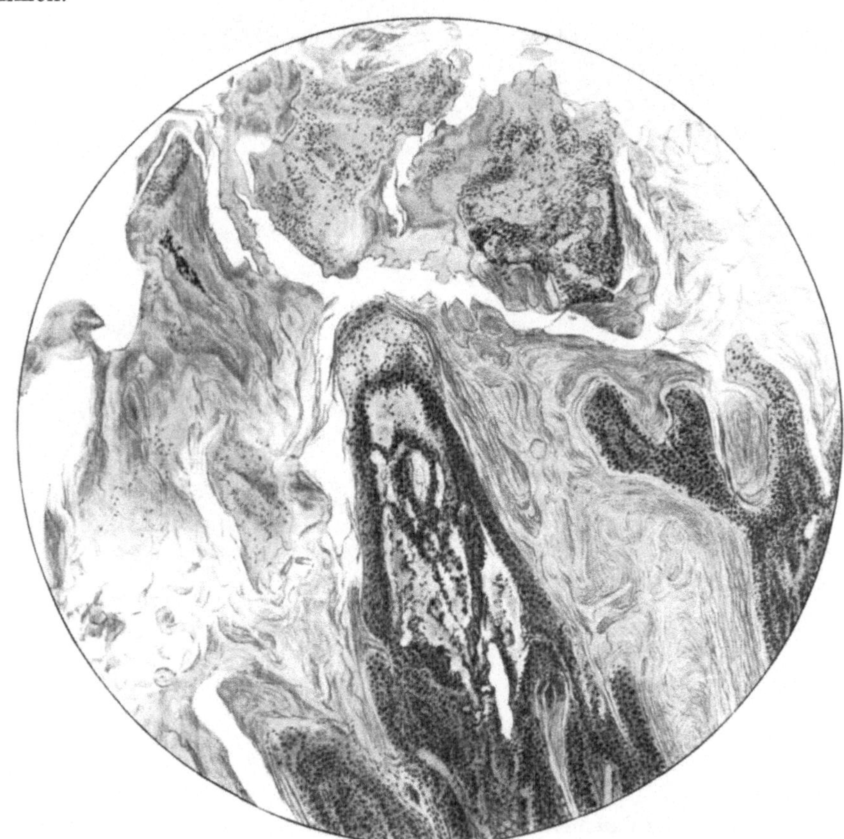

Abb. 33. Zerfall und Krustenbildung eines Papilloms.

Diese Volumabnahme entsteht durch:

a) Aufhören der Teilungen,

b) Verkleinerung der Tumorzellen,

c) eine starke Sklerose, welche die Epithelkolben eindrückt.

Diesem Prozeß geht Besserung des Allgemeinzustandes parallel. Réding und Slosse haben sich später nicht auf das Mg''-Ion beschränkt; zunächst haben sie die Behandlung mit anderen Stoffen, namentlich Hormonen (Adrenalin) kombiniert, wodurch also eine Kombinationstherapie entstanden ist, die ich mit anderen Kombinationen in einem gesonderten Kapitel besprechen muß; aber auch haben sie andere Metalle (Cu'' und Pb'') in ihre Untersuchung hineinbezogen und dieselben auch noch in kolloidaler Form verabfolgt, so daß von einer reinen Iontophoresetherapie keine Rede mehr sein kann.

In 1924 und 1925 gaben die Autoren eine Zusammenfassung über die Resultate ihrer Ionentherapie bei einer Reihe schwer tumorkranker Patienten, wobei mehrere interessante Einzelheiten zu vermerken sind, wenn auch ein gutes Ergebnis (vollkommene, klinische und soziale Wiederherstellung) nur in 7—10% der Fälle erreicht wurde.

Hierzu kann z. B. die Beobachtung eines Rectumcarcinoms gerechnet werden, das im August 1923 in 6 cm Entfernung vom Anus entdeckt wird. Es besteht schon Kachexie. Am 22. VIII. 1923 wird ein Anus praeternaturalis angelegt. Am 2. XI. 1923 beginnt die Ionenbehandlung ($MgSO_4$). Die Kachexie ist weit fortgeschritten. Nach der dritten Injektion stellt sich allmählich der Appetit wieder ein; der Allgemeinzustand bessert sich langsam, und der Tumor nimmt an Umfang ab. Im April 1924 findet Nachuntersuchung statt; das Gewicht beträgt 56,4 kg. Der Tumor verschwindet im September 1924, und die Ulcerate bilden Narben

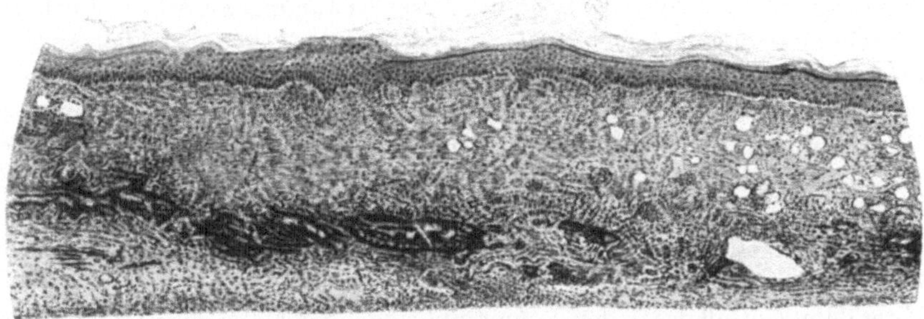

Abb. 34. Neue Epithelformation nach Abstoßung des pathologischen Gewebes unter Einfluß von Ionendurchströmung; Verkalkung in der Muskelschicht, Entzündung.

mit Verschluß des Rectums. Der Kranke nimmt seine Tätigkeit am 5. I. 1925 wieder auf. Gewicht 69,8 kg. Ist jetzt (28. III. 1925) 6 Monate ohne Behandlung, befindet sich in gutem Zustand.

Erfahrungen mit der Iontophorese in der Klinik des Ant. v. Leeuwenhoekhuis gibt es nur spärliche; in einem Fall von Lupuscarcinom wurde Iontophorese von Ca″ und Cd″ angewandt. Das Resultat war negativ.

## B. Metalle in komplexer Form.

Bis jetzt wurde ausschließlich an den therapeutischen Wert der Metalle in ihrer Form als Ion gedacht; nunmehr sei die Therapie besprochen, bei der auch die chemischen Gruppen, an welche das Metall gebunden ist, von Bedeutung sind.

Nur mit einigen Worten sei hier an das große historische Werk Wassermanns erinnert, der bei seinen Studien über die Heilkraft der Selen-Eosin-Verbindungen beim Mäusecarcinom den Transporteurbegriff einführte, womit gemeint wird, daß das chemische Prinzip, an welches das Metall gekoppelt ist, die Aufgabe hat, dieses dem Tumor zuzuführen, damit es dort seine Wirkung entfalten kann. Außer einem theoretischen Begriff wurde in diesem Werk namentlich auch ein technisches Prinzip, nämlich das der intravenösen Injektion, betont.

Trotzdem diese Untersuchung bisher noch keine weiteren Fortschritte in der menschlichen Therapie hat zeitigen können, besonders auch wegen der Giftigkeit der angegebenen Verbindungen, und außerdem durch den Umstand, daß die Bereitung dieser Komplexe außerordentlich schwierig ist, bleibt dieses Werk von dauerndem Wert, weil dort zuerst das Prinzip der elektiven Beeinflußbarkeit eines Tumors nachgewiesen ist.

Noch klarer begründet waren die kurz darauf publizierten Versuche Neubergs und Casparis und Löhes. Der etwas vage Begriff von „Transport" wird hier zu einer genaueren Definition dessen umgewandelt, was man mit dem Komplex erreichen will und welchen biochemischen Anforderungen er genügen muß. Neuberg legt dar, wie die Metallverbindung weder in kolloidaler Form verabfolgt werden muß, wobei die Möglichkeit von Gerinnungen im Blut allzu groß ist und die Metallteilchen, abhängig von dem Zeichen der örtlichen Ladungen, an verschiedenen Stellen des Organismus deponiert werden, und vielleicht auch die eigentliche Metallwirkung nicht zur Geltung kommt, noch in einer einfachen anorganischen Form, in der es unmittelbar durch die Bluteiweiße gebunden und unwirksam gemacht wird. Das Resultat dieser Erwägungen waren die bekannten Metallverbindungen, in denen Metalle wie Ag, Cu und Co hauptsächlich an Aminosäuren, wie Alanin, gebunden waren.

Außer daß die Wirkung dieser Verbindungen chemisch klarer war, war auch der Einfluß der intravenösen Einspritzung derselben biochemisch verständlicher. Mit ziemlich großer Wahrscheinlichkeit beruht nämlich ihr Einfluß auf der plötzlichen Beschleunigung der Autolyse im Tumor. Wie auch andere junge Zellen, sind die sich schnell vermehrenden Tumorzellen viel schneller der Autolyse unterworfen als langsam wachsende oder stationäre Gewebe.

Unter dem Einfluß des in den Tumor eindringenden Metallsalzes setzt die Autolyse noch beschleunigter ein, wodurch in einigen Minuten sogar eine Schwellung und Einschmelzung des Tumors zustande kommen kann. Der Tumor ist dann in einen mit Flüssigkeit gefüllten Sack verändert, mit dem Vorteil des Verschwindens des Tumors, dem Nachteil der möglichen Vergiftung des Organismus durch Resorption der Abbauprodukte, ein Nachteil, den ich noch mehrmals besprechen muß.

Es ist hier also ein Prinzip, und zwar das der Autolyse, demonstriert, wie dieselbe unter Einfluß von Metallsalzen, unabhängig von ihrer chemischen Beschaffenheit und unabhängig von deren Valenz stattfindet.

In den mehr als 10 Jahren, die seit diesen aufsehenerregenden Mitteilungen verlaufen sind, hat es nicht an analogen experimentellen Arbeiten gefehlt. Namentlich in Amerika haben u. a. Gaylord, Loeb und Fleisher diese Untersuchungen fortgesetzt, und bis in die letzte Zeit hinein wird das Prinzip der Injektion von Metallsalzen sogar bis in die klinische Praxis durchgeführt.

Die Versuche Loebs und Fleishers sind noch aus einem anderen Grunde merkwürdig. Sie experimentierten namentlich mit komplexen Kupferverbindungen und konnten tatsächlich auch das Einschmelzen und Verschwinden von Mäusetumoren unter Einfluß derselben bestätigen. Jedoch machten sie die Entdeckung, worauf eigentlich auch schon Neuberg und Caspari angespielt hatten, daß die betreffenden Tumoren nach einigen Injektionen für ein bestimmtes Metall unempfindlich werden. Will man also Tumoren definitiv zum Verschwinden bringen, dann wird man genötigt sein, das Metall zu wechseln.

Und ferner ist es höchst merkwürdig, daß ein Tumor, der einmal für ein bestimmtes Metall unempfindlich geworden ist, diese Eigenschaften auch behält und auf seine Nachkömmlinge, auch bei Transplantation auf andere Tiere, überträgt. Es besteht hier also eine vollkommene Analogie mit den „arzneifesten" Trypanosomenstämmen; eine Übertragung von erworbenen Eigenschaften, die natürlich auch für die praktische Behandlung von großem Nachteil ist.

Wie bereits gesagt, hat man die Anwendung dieser Metallverbindungen bis in die letzte Zeit nicht aufgegeben, in der Überzeugung, daß ein gutes Prinzip und übrigens eine solide experimentelle Basis vorhanden war. Die meisten derartigen Präparate sind überdies schon im Werke von J. Wolff angeführt; bis in die neueste Zeit haben sich das Cuprase und die Selenverbindungen in der Klinik behauptet. Die Mittel werden aber hauptsächlich in den verzweifelten Fällen erprobt und wirklich überzeugende Resultate darum schon gar nicht erhofft. Es ist jedoch mit Rücksicht auf den Raum nicht tunlich, alle diese Verbindungen und Experimente aufzuzählen; dies würde auch wegen der geringen Resultate ermüdend auf das Interesse wirken.

Wohl lohnt es sich aber der Mühe, auf einige mehr moderne Arbeiten einzugehen, weil hierbei einige neue Gesichtspunkte zutage treten.

In dem Vorstehenden wurde die volle Aufmerksamkeit auf das Metall hingelenkt, das in den ganzen Komplex aufgenommen war; woran dieses Metall gebunden war, schien nur von sekundärer Bedeutung zu sein, und viele theoretische Betrachtungen wurden diesem Faktor nicht gewidmet; ob man nun nach Wassermann diesen Komplex als einfachen „Transporteur" auffaßte oder auch die Bedeutung desselben wie Neuberg und seine Anhänger in einem negativen Kriterium suchte, nämlich dem Nichtreagieren mit Blut — der Umstand der Sekundarität war nicht zu leugnen.

Hierin nun gerade kommt in der letzten Zeit Veränderung; ja, es ist sogar nicht unmöglich, daß die Rollen vertauscht werden und dem Metall eine sekundäre, dem organischen Komplex eine primäre Bedeutung zuerkannt werden wird.

Die Auffassung bricht sich Bahn, daß der organische Komplex physisch-chemische und chemische Verwandtschaft zum Tumor aufweisen müssen wird; noch weiter, daß derselbe durch Gruppen repräsentiert sein muß, die als Zwischenprodukte bei dem Tumorstoffwechsel auftreten. Würde man nun spezielle Stoffwechselrichtungen der Tumorzelle kennen und einige der normalen oder abnormalen Zwischenprodukte im Übermaße zuführen, dann wäre es nicht unmöglich, daß der Tumorstoffwechsel in irgendeiner Richtung festgelegt werden könnte, ebenso wie man es z. B. in der Hand hat, den Gärungsprozeß in drei verschiedene Bahnen mit verschiedenen Rendementen zu leiten. Dies gilt um so mehr, da für das Carcinom ein abnormer Zuckerstoffwechsel festgestellt ist und von Freund und Kaminer besondere Carbonsäuren, Homologe von Bernsteinsäure und Fumarsäure, alles Produkte von Fett- und Zuckerstoffwechsel, in ihren Versuchen über Carcinomverhütung und Carcinomprädisposition nachgewiesen sind. Die Anwendung von Kohlenwasserstoffen mit langer C-Kette als Heilmittel bei Carcinom ist denn auch schon alt. Namentlich als Seifen höherer Fettsäuren haben sie Anwendung gefunden. Shaw-Mackenzie widmete der Anwendung dieser Seifen und gallensaurer Salze eine Monographie. Nakahara beschrieb die prophylaktische Wirkung von Oleatinjektionen gegenüber Rezidiven beim spontanen Mäusecarcinom.

Auf das Werk von Freund und Kaminer, das sich auf die Wirkung und Genese derartiger gesättigter und ungesättigter Fettsäuren basiert, komme ich im immunbiologischen Teil zurück.

Als Repräsentant dieser Behandlungsweise kann auch die von Ishiwara beschriebene Metall-(Sb- oder Bi-)verbindung gelten, in der das Metall (wahrscheinlich direkt an den Kern) an einen solchen Kohlenwasserstoffkomplex gebunden ist.

Er hat das Präparat Nr. 10 genannt.

Als Ergebnis einiger Erfahrungen teile ich nachstehend einige mit dieser Nr. 10 angestellte Experimente mit.

### Präparat Nr. 10 (Ishiwara).

Ishiwara beschrieb 1924, wie er verschiedene Metallkomplexe anfangs als Tartrate benutzte, zu dem Zweck, im Tumor unter Einfluß von Röntgenstrahlen Sekundärstrahlung durch das im Tumorgewebe festgelegte Metall hervorzurufen.

Diese Versuche mißlangen. Dagegen fand er zufällig einen organischen Komplex, eine Carbonsäure mit Sb oder Bi als anorganisches Radikal, der die Fähigkeit besaß, in sehr stark verdünnten wässerigen Lösungen — 1/10 000 bis 1/100 000 — injiziert, bei der Ratte das geimpfte Flexner-Jobling-Carcinom zum Verschwinden zu bringen. Nun ist es um das Flexner-Jobling-Carcinom schon von Natur aus so bestellt, noch mehr als bei anderen Impftumoren, daß der Tumor aus einer Schale lebenskräftigen Gewebes besteht mit einem nekrotischen Zentrum. Nur der klinische Verlauf und nicht die mikroskopische Untersuchung kann also bei der Beurteilung den Durchschlag geben, ebenso wie dies schon für die ersten Versuche Wassermanns und Neubergs auseinandergesetzt ist. Und sogar dies noch mit Vorbehalt, da spontane Heilung beim Flexner-Jobling-Tumor keine Ausnahme ist.

Jedenfalls bestand aller Grund, die Wirksamkeit auch bei Mäusetumoren zu untersuchen. Dies geschah bei den Tumoren: Teersarkom und Carcinom Nr. 63. Neben klinischem Verlauf und mikroskopischer Untersuchung wurde dabei versucht, die Fixation des Metallkomplexes durch chemische Analyse nachzuweisen.

Die Methode, die schließlich hierfür gewählt wurde, ist die colorimetrische mit Hilfe von $H_2S$. In der Asche sind dabei Konzentrationen von 1/1000000 noch nachweisbar. Die Stabilität des Sulfidniederschlags, wodurch eine colorimetrische Bestimmung erleichtert wird, ist nicht schwer zu erhalten durch Stabilisierung der Metallösungen mit dünner Solutio gummosa oder mit Gummi arabicum.

### Direkte Beeinflussung des Tumors durch Nr. 10.

Fein zerschnittene Stückchen Tumorgewebe, welche emulgiert werden so wie für die gewöhnliche Injektion bei Überimpfung, werden 24 Stunden im Eisschrank mit Lösungen von Konzentrationen sogar bis 1/1000 in Kontakt gelassen. Die Ausbeute der Impfung ist danach nicht deutlich anders als bei den Kontrollstückchen.

Die Ergebnisse bei den mit Injektionen behandelten Tieren sind in mehreren Serien verfolgt worden. Ein festes Urteil ist nicht möglich. Gewiß wird das Wachstum der Implanttumoren in der großen Mehrheit der Fälle nicht mit Sicherheit gehemmt, geschweige denn, daß absolute Heilungen zu verzeichnen sind im Vergleich zu den anderen Kontrolltieren. Von Interesse ist es dagegen wohl, daß namentlich bei den Sarkomen erhebliche Hämorrhagien im Tumor auftreten, die sonst selten darin angetroffen werden. Daneben geht dann oft Regression im Wachstum einher. Beeinflussung der Carcinome Nr. 63 ist viel weniger überzeugend.

Der Umstand, daß nekrotische Gebiete in den Tumoren angetroffen werden können, besagt eigentlich wenig und ist eine bei jedem Implant vorkommende Erscheinung; die Hämorrhagien sind wohl einer Einwirkung des Metalls auf die feinen Wände der Capillaren zuzuschreiben, wie dies bei jedem schweren Metall der Fall ist. In Zusammenhang hiermit sind die kleinen Blutungen in den Nierglomeruli und die Nekrobiosen kleiner Contortiherdchen dort, die einen konstanten Befund darstellen, erklärlich.

Chemisch ist das wesentlichste Moment, daß der Metallkomplex sehr deutlich in dem veraschten Tumor nachweisbar ist und ebenfalls sehr deutlich in parenchymatösen Organen wie Leber und Niere. Das meiste Metall wird jedoch längs dem Tractus intestinalis entfernt, wie auch aus den neueren deutschen Untersuchungen (Kürthy) bekannt ist. Seitdem das Bi nämlich als Antilueticum eine wichtige Rolle bekommen hat, ist dessen Toxikologie viel bekannter geworden.

Interessant ist hierbei, daß die betreffenden Injektionen subcutan an der anderen Flanke als die, wo der Tumor geimpft ist, verabfolgt werden. Der Stoff wird also offenbar sehr gut resorbiert. Er ist denn auch ziemlich leicht in Wasser löslich mit nur leichter Trübung.

### Die Versuche mit Bleiverbindungen (Blair-Bell).

Wir kommen nunmehr zu einer Form von Chemotherapie, welche ausführlich besprochen werden muß: 1. weil sie gegenwärtig im Mittelpunkt des Interesses steht und in der Tat die Hoffnung auf praktische Resultate belebt hat; 2. aber namentlich, weil sie von denjenigen, welche sich mit diesem Problem beschäftigten, vollkommen den in der theoretischen Einleitung erörterten physisch-chemischen Gesichtspunkten angepaßt ist.

Es muß natürlich zugegeben werden, daß diese Anpassung erst später, nach praktischen Resultaten, erfolgt ist. Ferner scheinen in der praktischen Zusammensetzung des schließlich gebrauchten Präparates derartige Veränderungen angebracht zu sein, daß jetzt mehr von einem inerten Bleikolloid als von einer Bleiverbindung mit einer, sei es auch geringen, Ionisierung gesprochen werden darf. Wird in dieser Richtung weitergegangen, dann würde die Besprechung eigentlich nicht hierher (organische Metallverbindungen) gehören.

Für Blair-Bell inzwischen war der Ausgangspunkt ein ganz anderer. Als Gynäkologe entwickelte er die Konzeption, daß der „normale Trophoblast eigentlich schon vollkommen als maligner Tumor" zu betrachten ist (infiltratives Wachstum, Hineinwachsen in die Gefäße), daß das maligne Chorionepitheliom nur ein weiteres Entwicklungsstadium desselben darstellt, wenn die Frucht abstirbt und die Ernährungsfunktion des Trophoblasten ausschließlich zum eignen Nutzen angewandt werden kann statt zum Bedarf der Frucht.

Indem er nun von der Erfahrungstatsache ausgeht, daß Abortus durch Bleivergiftung sehr häufig ist, und daß dieser in der Tat zustande kommt durch Deponierung des Metalls in den Trophoblasten und durch Blutungen und Nekrose in demselben, suchte er schließlich in derselben Weise wie andere Therapeuten, dem Carcinom auf diesem Wege näherzukommen. Es wurde ein wissenschaftliches Komitee eingesetzt mit der Aufgabe, die Wirkung von Pb auf verschiedene lebende Systeme zu untersuchen. Es zeigte sich dabei bald, daß Pb'', mehr noch als andere Metalle, z. B. im Vergleich zu Zn'', Cu'', das Vermögen besitzt, die Entwicklung und das Wachstum pflanzlicher und tierischer Strukturen zu hemmen und zu verhindern, und zwar in minimalen Konzentrationen von Bleiacetat: 1/100 000—1/1000 000.

Von pflanzlichen Geweben kamen dabei z. B. die Schnellheit und der Grad der Entwicklung von Blumenzwiebeln (Hyazinthen) in Betracht, von tierischen die Entwicklung von Kaulquappen.

Auffallend ist nun, daß der Einfluß des Bleies in starkem Maße von dem Entwicklungsstadium (dem Alter) des Objektes, bei welchem die Wachstumsverzögerung untersucht wird, abhängig ist. Je fortgeschrittener das Wachstumsstadium ist, desto empfindlicher ist das Gewebe.

Zu einem Teile muß dies auch der Lipoidlöslichkeit des Metalls zugeschrieben werden und dies führt von selbst wieder, wenigstens was die therapeutische Anwendung betrifft, auf dasselbe Problem zurück (Lewis), nämlich das Problem der erhöhten Permeabilität der Tumorzelle, welche auf dem gestörten Verhältnis $\frac{\text{Cholesterin}}{\text{Lecithin}}$ beruht. Ist dieser Koeffizient vermindert, dann kann laut theoretischer Arbeit von Clowes, Waterman daraus leicht die erhöhte Leitungsfähigkeit, Wassergehalt, geänderte Salzverteilung, vielleicht auch Deponierung kolloider Metalle gefolgert werden.

Die nachstehende Tabelle bestätigt denn auch die chemischen Voraussetzungen, von denen Blair-Bell ausging.

Tabelle 4.

| Untersuchte menschliche Gewebe | Wasser % | Phosphatid-gehalt | Phosphatid-Cholestin-Verhältnis |
|---|---|---|---|
| Normale Gewebe . . . . | 77,5 | 2,86 | 2,8 |
| Gutartige Neubildungen . | 80,8 | 2,94 | 3,4 |
| Bösartige Neubildungen . | 81,6 | 4,4 | 3,6 |
| Chorionzotten . . . . . | 89,9 | 6,84 | 4,7 |

Die Folge hiervon war denn auch, daß Blair-Bell Bleiverbindungen mit lipoiden Stoffen, Lecithinen zusammensetzte, deren Zusammensetzung bis jetzt noch nicht genau angegeben ist.

Die auf der Hand liegende Absicht war, Verbindungen von Pb mit Lecithinen in feiner stabiler Emulsion zu erhalten; es zeigte sich jedoch bald, daß ein großer Unterschied bestand zwischen reinem Lecithin und Handelslecithinen. Während die letzteren mit Bleisalzen unter Präcipitatbildung reagieren, bleibt reines Lecithin mit Blei in stabiler Emulsion. Wahrscheinlich ist also das Cephalin in dem Handelslecithin die Ursache der Präcipitation. Indessen ist reines Lecithin nur in sehr geringen Mengen erhältlich, so daß man sich doch mit Aufrechterhaltung der Arbeitshypothese, nach anderen Methoden zur Bereitung von Pb-Emulsionen umsah.

Es wurden Versuche mit $PbI_2$ in einer schwachen Gelatineemulsion gemacht und später mit kolloidalem Blei, das längs elektrischem Wege nach dem Bredigschen Verfahren erhalten und in verdünnter Gelatine mit geringen Mengen Calciumchlorid suspendiert wurde. Ein völlig befriedigendes Präparat scheint Blair-Bell jedoch noch nicht erhalten zu haben.

Meines Erachtens sehr mit Recht betont er, daß in jedem Fall eine, wenn auch geringe Ionisation des Präparates vorhanden sein muß (was die graue Verfärbung des Präparates schon andeutet), daß das vollkommen kolloidale Präparat nicht toxisch, aber auch nicht therapeutisch wirksam ist. Das Ideal wird also ein teilweise kolloides, teilweise ionisiertes Präparat sein müssen.

Eine Schattenseite ist ferner, daß Pb zu den stärksten bekannten Giften gehört. Blair-Bell gab denn auch eine genaue Übersicht über die verschiedenen toxischen Wirkungen seiner Bleiverbindungen und die Verteilung derselben auf die verschiedenen Organe. Übrigens sind die Erscheinungen der Bleivergiftung (Blut, Nervensystem, Nieren, Geschlechtsdrüsen) aus der Toxikologie genugsam bekannt.

## Resultate.

Blair-Bell hat die Bleibehandlung in vielen Fällen klinisch angewandt, und daß in einem gewissen Teil dieser Fälle Erfolg erzielt ist, unterliegt keinem begründeten Zweifel.

Ein ausführlicher detaillierter Bericht mit zugehöriger Mikroskopie muß indessen noch abgewartet werden.

Eine vorläufige kleine Übersichtstabelle verschafft folgende Angaben:

Mit Blei behandelte Patienten in der Zeit vom 9. Nov. 1920 bis 9. Nov. 1923:

| | |
|---|---|
| Verabfolgte intravenöse Injektionen | 122 |
| Genesen | 19 |
| Krankheit zum Stillstand gebracht oder während einer Periode von 1 bis 3 Jahren verzögert | 6 |
| Unter Behandlung und in Besserung begriffen | 6 |
| Unter Behandlung; jedoch noch zu kurz zur Beurteilung des Ergebnisses | 7 |
| An interkurrenten Krankheiten gestorben | 1 |
| An malignem Wachstum oder interkurrenten Krankheiten kurz nach der Behandlung gestorben | 20 |
| Haben Besserung gezeigt, sind aber später gestorben | 13 |
| Am Leben, aber ohne Besserung | 2 |
| Behandlung begonnen, aber dieselbe nicht durchgeführt | 18 |
| An malignem Wachstum gestorben ohne Besserung | 30 |

Wenn man in Betracht zieht, daß es hier bei allen ernste Fälle maligner Geschwülste betrifft, gibt dieses Ergebnis gewiß Stoff zum Nachdenken.

Von um so größerem Interesse wäre es, eigene Untersuchungen, die unabhängig hiervon angestellt wurden, mitteilen zu können.

In der Klinik des Antoni van Leeuwenhoekuis wird der Effekt von Pb-Verbindungen auf das Carcinom noch studiert.

Später wird von klinischer Seite eine Veröffentlichung der Resultate erfolgen.

Ich möchte aber doch schon hier einige Notizen über einen Fall, der zur Sektion kam, geben, weil dabei einige interessante chemische Daten zu vermerken sind.

Fr. S. wurde in 1923 für ein Carcinom colli in Behandlung genommen. Es handelte sich um einen Tumor von etwas unklarer Genese; histologisch Plattenzellencarcinom.

Trotz operativer und radiologischer Behandlung geht der Prozeß unaufhörlich weiter, so daß schließlich (1926) Verwachsung mit dem Musc. sternocleido, Clavicula und Sternum besteht unter ausgedehnter Ulcerierung des unteren Halsdreiecks und des Jugulums.

Es besteht fortschreitende Kachexie.

Es werden jetzt einige Bleiinjektionen gemacht. Zur Anwendung kamen:

19. III. 26 (intravenös) 20 cc. Pl. Colloidale 5‰ (= 100 mg. Pb). Die Injektion wird gut vertragen.

29. III. 26 22. cc. Pb. Colloidale 4,2‰ (94 mgr. Pb). Wird ebenfalls gut vertragen.

Vom 12. IV. bis 24. IV. bestehen intermittierende Blutungen aus der Wunde.

Patientin stirbt 23. V. 26.

Die Sektion ergibt neben erheblicher Lebercirrhose und ein Fibromyoma uteri keine besonderen Befunde. Namentlich sind keine Metastasen da. Der mit dem Sternum verwachsene Tumor ist stark nekrotisiert.

Von dem verabfolgten Pb (194 mg) werden nun in den verschiedenen Organen folgende Mengen zurückgefunden (Tabelle 5).

Tabelle 5.

| Organ | Untersuchtes Quantum in g | Auf frisches Gewebe Pb in mg% |
|---|---|---|
| 1 Tumor (mit Sternum verwachsen) | 38 | 10,2 |
| 2 Knochen mit Mark (Rippe) | 16 | 0,77 |
| 3 Lunge . . . . | 23 | 0,54 |
| 4 Leber . . . . | 165 | 2,54 |
| 5 Milz . . . . . | 117 | 5,47 |
| 6 Niere . . . . | 98 | 0,54 |
| 7 Fibromyoma | 45 | 0,45 |

Offenbar hat der Tumor das Metall am meisten gespeichert.

Aus den schon dargelegten Gründen sind die Resultate beim Versuchstier viel eindeutiger[1]).

Bei der Maus bewirkte Einspritzung von Bleiacetat um den Tumor herum, also durch lokale Beeinflussung, in vielen Fällen Verschwinden des Impfsarkoms (Teer). Obwohl dies insofern von Wichtigkeit ist, als das Impfsarkom ein sehr schwer zu beeinflussender Tumor ist, haben Kontrollversuche mit nichtlokaler Anwendung doch viel größeren Wert.

Bei unseren kleinen Versuchstieren (Maus, Ratte) jedoch bringt das wiederholte venöse Injizieren Schwierigkeiten mit sich; es wurde daher eine Serie Versuche mit Beeinflussung des Rousschen Sarkoms beim Huhn gewählt. Es muß nachdrücklich betont werden, daß dieser Tumor, der durch Filtrat propagierbar ist, vielleicht eine besondere Stelle einnimmt; andererseits ist hier, wo der Impfprozentsatz 100% beträgt und der Verlauf des Prozesses, was die Dauer, Mannigfaltigkeit und Lokalisation der Metastasen betrifft, typisch ist, schon mit einer verhältnismäßig kleinen Anzahl Versuchstiere ein Einblick in die therapeutischen Möglichkeiten und Verteilungskoeffizienten zu erhalten. Außerdem ist, abgesehen von jeder nosologischen Einteilung des Rous-Sarkoms in jedem Fall das $\frac{\text{Polarisation}}{\text{Widerstand}}$-Verhältnis mit demjenigen des Tumorgewebes vergleichbar.

[1]) Die Resultate mit der Iontophorese sind bereits mitgeteilt.

Es geht wohl aus den kurz wiedergegebenen Angaben Blair-Bells hervor, daß eine passende Zusammensetzung eines teils kolloidalen, teils ionisierten Präparates sehr schwierig ist.

Auf Grund unserer eigenen Auffassungen haben wir an der ionischen, sei es auch schwach dissoziierten Form festgehalten und hierzu von demselben Gesichtspunkt aus, die Bindung an eine höhere ungesättigte Fettsäure gewählt.

Zur Untersuchung gelangten namentlich Oleinsäure und Undecylensäure.

Sogar nach Bereitung dieser Bleiseifen bleibt die Schwierigkeit einer einigermaßen stabilen Emulsion bestehen.

Eine vorläufige Bereitung war z. B. die folgende: 1 g Pb-Oleat mit 1 g Lecithin (Merck) wird in einem Mörser zerrieben unter Zusatz einiger Tropfen Alkohol, in 5 ccm Campheröl; nachdem eine vollkommen homogene Lösung erhalten ist, wird mit Hilfe von Gummi arabicum eine Emulsion mit Wasser gemacht, und zwar in einer Menge von 25 ccm. Darin ist Pb mit $H_2S$ sofort nachweisbar.

Später wurde die folgende Methode angewandt: Aus der Undecylensäure wird erst die lösliche Natriumseife bereitet und diese zu gleichen Teilen mit 10 proz. Lecithinemulsion vermischt. Diesem Gemisch wird die abgewogene Menge Bleiacetat sehr langsam zugefügt, wobei eine milchige, sehr gut emulgierte Pb-Verbindung entsteht. Das Lecithin geht wahrscheinlich zu einem Teile die Bindung ein; andernteils dient es als „Schutzkolloid". Mit Hilfe von Bicarbonat und der bei der chemischen Umwandlung entstandenen Essigsäure kann dann auch noch die $p_H$ der Emulsion geregelt werden. Gewöhnlich läßt sich eine $p_H$ von 5,8—6 leicht erreichen.

Mit dergleichen Präparaten wurden nun bei einigen Kaninchen Verteilungsversuche gemacht, und zwar wurde nach Injektion einer bestimmten Menge Pb der Bleigehalt der verschiedenen Organe untersucht.

Es ist sehr leicht, auch äußerst geringe Mengen Pb mit Hilfe von Sulfidbildung colorimetrisch nachzuweisen und mit einem Standard von bekannter Stärke zu vergleichen. Mengen von $^1/_{20}$ mg können noch leicht nachgewiesen werden. Größere Mengen lassen sich gewichtsanalytisch bestimmen.

Vorbehaltlich nun der Reserve, daß bei einer ungenügend feinen kolloidalen Verteilung ein unrichtiges Bild von derselben, z. B. mit Bevorzugung der Lungencapillaren, gegeben werden wird, stimmt in der Tat die Pb-Verteilung auf die Organe, sehr gut mit den theoretischen Grundvorstellungen überein.

In der nachstehenden Tabelle z. B., welche sich auf die intravenöse Einspritzung von 140 mg Pb bei einem Kaninchen von 3 kg bezieht, fällt die relative Bevorzugung von Leber, Lunge, Testikel und Gehirn auf, während Darmkanal und Niere (die Ausscheidungspforten also) quantitativ weit hinter demjenigen, was man in Analogie mit anderen Giften erwarten würde, zurückbleiben. Offenbar bleibt die Metallverbindung sehr lange im Organismus und wird erst sehr langsam ausgeschieden.

Tabelle 6.

| | Auf frisches Gewebe Pb in mg% |
|---|---|
| Leber | 11 |
| Milz | 10 |
| Testikel | 2,4 |
| Darm | Spuren |
| Niere | 0,46 |
| Gehirn | 1,1 |
| Herzmuskel | 1,2 |

Die toxische Dosis dieses Präparates ist denn relativ auch klein; die oben angegebene Dosis war letal, wobei die Erscheinungen von Nephritis und Lähmungen in den Hinterextremitäten in den Vordergrund traten. Die Dosis tolerata ist 1 ccm (14 mg Pb).

Das Huhn ist viel weniger empfindlich für diese Pb-Verbindungen als das Kaninchen, was dieser Untersuchung zustatten gekommen ist. Intravenöse Dosen von 3 ccm (42 mg) wurden von Tieren von 1,5 kg ohne Nachteil vertragen. Nach frequenten Einspritzungen traten dort auch wohl Lähmungen auf. Interessant und von größter Wichtigkeit für das Verständnis des Versuches ist die starke Ablagerung in den Lungen. Der Tod des mit Rous-Sarkom geimpften Huhnes nämlich wird erheblich von der Metastasierung in den Lungen beeinflußt; bleibt diese aus oder wachsen die Metastasen in diesem Organ nur langsam aus, dann muß die Lebensdauer des Tieres bedeutend verlängert werden. Das ist es denn auch, was man beobachtet und wovon einige Beispiele gegeben werden sollen.

Erster Fall: Huhn Nr. 15. 16. XI. mit Glycerintumor im rechten Brustwinkel geimpft. 23. XI. Entwicklung. Die Impfstelle entwickelt sich zu einer marmelgroßen Geschwulst. Das Tier bekommt Injektionen von Pb-Undecylenat; 1 mal intravenös, 5 mal intramuskulär an der anderen Seite. Gleichzeitig ist ein Kontrollhuhn mit demselben Material geimpft; dieses stirbt in 21 Tagen. Der marmelgroße Tumor entwickelt sich nur langsam; am 15. XII. ist neben der primären Geschwulst eine flache Ausbreitung zu fühlen. Der Allgemeinzustand ist gut. Das Tier wird am 31. XII. getötet (46 Tage nach der Impfung), weil Paralysen auftreten. An der Impfstelle besteht ein etwas Nekrose enthaltender erbsengroßer Tumor, der jedoch von neu gewachsenem Gewebe umgeben ist. In den Lungen finden sich sehr große Metastasen, die nach ihrer Größe zu urteilen, gewiß nicht akut entstanden sein können; die Leber enthält einen Bluterguß; ist übrigens frei von Metastasen.

Es kann hier mit Sicherheit angenommen werden, daß das Wachstum des Prozesses außerordentlich langsam erfolgt sein muß.

| Pb-Verteilung in | | |
|---|---|---|
| | Tumor | 0,25 mg%, |
| | Leber | 0,30 mg%, |
| | Lunge | 2,5 mg%. |

Zweiter Fall: Huhn Nr. 19. Das Huhn wird am 10. XII. beiderseits im Brustmuskel mit Glycerinmaterial geimpft.

16. XII.: Rechts positiv, links —

18. XII.: Beiderseits +.

18. XII.: Beginn der Injektionen mit Pb-Undecylenat intramuskulär 5 ccm.

21. XII.: Die Tumoren sehen beiderseits vertrocknet aus. Injektion 5 ccm.

23. XII.: Rechts zeigt sich noch deutliches Wachstum im Tumor; links unverändert. Injektion 5 ccm. Das Wachstum schreitet im allgemeinen nicht schnell fort.

28. XII.: Der rechte Tumor ist völlig erweicht; links zeigt sich noch ein flacher Tumorrest. Neue Injektion 5 ccm.

30. XII.: Das Tier ist gestorben. Das Kontrollhuhn war bereits am 25. XII. eingegangen.

Bei der Sektion zeigt sich, daß der Tumor rechts völlig in eine gangränöse Masse verändert ist; links findet sich noch ein Tumorrest, der jedoch auch vollkommen nekrotisch ist. Die inneren Organe sind ganz frei von Metastasen.

Pb-Verteilung nach der Veraschung:

| | |
|---|---|
| Tumor | 1,4 mg%, |
| Niere | 0,7 mg%, |
| Leber | 0,66 mg%, |
| Lunge | 0,45 mg%. |

Dritter Fall: Huhn Nr. 24. Das Tier wird am 2. I. 1926 zugleich mit einem Kontrolltier in dem Brustmuskel geimpft (mit frischem Material).

8. I.: Positiv. Gewicht 0,7 kg.

13. I.: Positiv. Gewicht 0,7 kg; der Tumor ist von Nußgröße; das Tier wird intravenös injiziert mit 2 ccm Pb-Undecylenat.

14. I.: Keine lokale Reaktion im Tumor.

16. I.: Erhält intravenös 2,5 ccm vom selben Präparat. Dies wird gut vertragen.

20. I.: Gewicht 0,7 kg. Größe des Tumors unverändert.

23. I.: Allgemeinzustand gut. Das Kontrolltier stirbt mit allgemeinen Metastasen. Gewicht 0,750 kg. Intravenös 2 ccm. Der Tumor ist äußerlich platt, hat jedoch einige Infiltrationen in der Tiefe.

27. I.: Gewicht 0,720 kg. Neue Injektion 2 ccm.

30. I.: Zustand gut. Gewicht 0,720 kg. Links an der Injektionsstelle (Flügelader), ist eine Nekrose entstanden; die Sehnen liegen dort bloß. Der Tumor fühlt sich hart an.

3. II.: Zustand gut. Gewicht 0,750 kg.

4. II.: Es entwickelt sich eine Parese der Strecker der linken Vorderextremität.

5. II.: Die Parese nimmt zu und das Tier wird getötet. Gewicht 0,680 kg am 36. Tage nach der Impfung.

Sektion. Der Tumor hat sich mit relativ wenig Nekrose entlang der ganzen linken Seite ausgedehnt. An der Impfstelle befindet sich eine kleine Öffnung, der eine ölige gelbe Flüssigkeit entströmt. Das Tumorgewebe ist hart und von silbergrauer Farbe. Gewicht 67,3 g. Die Lungen zeigen alte Metastasen: weißgraue Höckerchen mit roten Blutungen. Es findet sich noch verhältnismäßig viel Lungenparenchym. Das Herz ist klein und schlaff. Die Leber weist einige stecknadelkopfgroße Blutungen auf, ist übrigens glatt und glänzend, mit normaler Zeichnung. Die Milz ist etwas vergrößert. Die Nieren sind normal.

| Ascheanalyse Pb.: | Tumor . . . . . . . . . . | 0,24 mg%, |
|---|---|---|
| | Lungen insgesamt . . . . | 5,52 mg%, |
| | Leber . . . . . . . . . | + (nicht quantitativ bestimmt) |
| | Milz . . . . . . . . . . . | 1,80 mg%, |
| | Ovarium . . . . . . . | 12,5 mg%, |
| | Herzmuskel . . . . . . | 0,95 mg%. |

Die mikroskopische Untersuchung der Organe und des Tumors ergibt keine besonderen Gesichtspunkte; namentlich gibt der Tumor mikroskopisch genau das typische Rous-Sarkombild.

Es liegt hier also eine deutliche Verlangsamung des Tumorprozesses vor.

Von dem intakten Tumor des letztbeschriebenen Falles (Nr. 24) nun wurden mehreren Hühnern Teile in die linke Brusthälfte eingeimpft, während rechts als Kontrolle sehr virulentes Material implantiert wurde; in einer Reihe von Tieren nun zeigt sich dieses Gewebe, im Gegensatz zu rechts, avirulent, und diese Eigenschaft bleibt bewahrt.

Angedeutet ist diese Virulenzabnahme ebenfalls bei einem anderen auf dieselbe Weise mit Pb behandelten Huhn.

Obwohl Schwankungen in der Virulenz beim Rous-Sarkom vorkommen, ist dieser plötzliche völlige Virulenzverlust etwas ganz Besonderes. Dieses Ergebnis betrachte ich als eines der wesentlichsten dieser Untersuchung.

Zusammenfassend besteht wohl Grund, von der Pb-Therapie in der Zukunft etwas Gutes zu erwarten, wenigstens bei bestimmten Formen von malignen Tumoren. Bezüglich der zweckmäßigsten Form der Verabfolgung ist fraglos noch nichts Definitives festgestellt.

## C. Einfluß kolloidaler Metalle und organischer Stoffe.

Schon bald nach den ursprünglichen Mitteilungen Wassermanns und Neubergs über die Beeinflussung des Tumors durch Metalle hat man versucht, die Metallwirkung zu erhalten, ohne den Organismus der giftigen Einwirkung dieser Verbindungen auszusetzen. Es hatte sich nämlich schon bald gezeigt, daß die aktive Dosis sehr dicht neben der toxischen liegt; außerdem drohte stets die Gefahr einer zu akuten Nekrose und Verschmelzung des Gewebes. Man suchte diese Gefahr dadurch zu umgehen, daß man die Präparate in kolloidaler Form verabfolgte und die Anwendung der meisten Metalle hat in dieser Form stattgefunden (Elektroselen, Cuprase usw.), worauf hier nicht des nähern eingegangen zu werden braucht. Dem Fehlen der Giftigkeit steht jedoch der Verlust der spezifischen Metallwirkung gegenüber, und man kann denn auch nicht sagen, daß überzeugend günstige Resultate erzielt sind. Es ist zu befürchten, wenn auch den Bleiverbindungen durch das Streben nach vollkommen kolloidalem Zustand des Metalles ihre giftige Wirkung genommen ist, daß auch die günstigen spezifischen Resultate ausbleiben werden.

Der günstige Einfluß, der zuweilen durch die Verabfolgung dieser kolloidalen Präparate beobachtet ist, muß vielmehr doch einer allgemeinen Einwirkung auf den Organismus zugeschrieben werden. Es ist bekannt, daß kolloidale Stoffe gerade durch ihren dispersen Zustand alle möglichen Reaktionen auslösen können (Reizung des reticulo-endothelialen Systems, das heute, seit der Darstellung Aschoffs, sich eines großen Interesses erfreut, Leukocytose, Temperaturerhöhung, anaphylaktischen Schock). Es ist nicht unmöglich, daß auf diese Weise, durch Erhöhung der Abwehrkräfte des Organismus, sekundär ein Tumorprozeß günstig beeinflußt werden könnte (unspezifische Reizwirkung). Aber als solche gehört diese Behandlung nicht in das Kapitel: lokale Beeinflussung. Die Wirkung, welche dann noch besteht, haben sie mit anderen kolloidalen Stoffen gemein (organischen Verbindungen, Farbstoffen), betreffs deren nunmehr eine kurze Besprechung gerechtfertigt ist.

### Organische Stoffe.

Stellt man sich die Frage, auf welche Weise organische Stoffe den Tumorprozeß beeinflussen könnten, so kann dies in erster Linie durch ihre „allgemeine Wirkung" sein; bei Verabfolgung in der Form aromatischer Komplexe mit stark wirksamen Affinitäten (zu Nervenzentren z. B.) ist eine Allgemeinreaktion, welche auch den Tumorprozeß beeinflußt, wohl denkbar. Werden in diese Reaktionen auch endokrine Drüsen hineinbezogen, so ist eine Beeinflussung gewiß möglich. Wir kommen hierauf jedoch im allgemeinen Teil zurück.

Lokal vermögen organische Gruppen einzuwirken, wenn sie entweder in besonderer Weise biochemische Prozesse, welche sich im Tumor abspielen, beeinflussen können oder auch in einer derart starken Weise vom Tumor adsorbiert werden können, daß ihre Adsorption gleichsam eine Narkose (und also Erstickung) des Tumors zur Folge hat.

Interessant ist, daß offenbar schon seit alters her eine derartige Beeinflussung des Tumors erstrebt wurde. So behandelten die alten Ärzte das Carcinom mit bitterem Mandelöl. In einem neuen Gewande erscheint ein solcher Gedanke, wenn

z. B. in einer Serie exakter Untersuchungen die Wirkung einiger Reihen Farbstoffe auf die Tumorglykolyse untersucht wird. Schon seit der Zeit, als Wassermann dem Eosin seiner Selenverbindung eine „Vektor"-Wirkung zuschrieb, haben verschiedene Farbstoffe stets einen Teil der gegen das Carcinom angewandten organischen Komplexe ausgemacht.

Leider fehlt aber eine genaue experimentelle Durcharbeitung der Vorfrage, inwieweit die Farbstoffe der verschiedenen Klassen elektiv im Tumorgewebe gespeichert werden. Selbstverständlich ist diese Speicherung chemisch gar nicht so leicht verfolgbar, als das bei anorganischen Komplexen der Fall ist. Eingehende Studien über eine bestimmte Farbstoffklasse verdanken wir Karczag, Teschler und Barok. Sie untersuchten sehr genau die Repräsentanten der Triphenylmethanstoffgruppe.

Die zu dieser Gruppe gehörigen Farbstoffe zeichnen sich durch ihre Empfindlichkeit gegen Lauge aus, indem sie unter Bildung von farblosen Carbinolbasen entfärbt werden.

Als intramolekular umlagerungsfähige Triphenylmethanfarbstoffe erweisen sich diejenigen, welche in ihren Molekülen freistehende Ringe aufweisen, als nichtumlagerungsfähige dagegen diejenigen, welche im Molekül ein geschlossenes Ringsystem aufweisen. Zur ersteren Gruppe gehören z. B. die Rosaniline und Malachitgrünfarben, zur letzteren die Fluoresceine, Eosine usw. Die umlagerungsfähige Triphenylmethanfarbstoffgruppe besteht sowohl aus sauren wie auch aus basischen Gliedern, welche in folgender Zusammenstellung zurückgegeben sind.

| Basische Farbstoffe | | Saure Farbstoffe |
|---|---|---|
| Rosanilin | Viktoriagrün | Rotviolett |
| Fuchsin | Brillantgrün | Fuchsin S |
| Diamantfuchsin | Methylviolett | Lichtgrün |
| Rubin | Dahlia | Wasserblau |
| Magentarot | Gentianaviolett | Alkaliblau |
| Methylgrün | Krystallviolett | Isaminblau |
| Jodgrün | Kresylviolett | |
| Malachitgrün | Hoffmannsviolett | |

Die genannten Autoren konnten nun den Nachweis erbringen, daß die intramolekulare Umlagerung dieser Farbstoffe nicht nur unter Einwirkung chemischer Agenzien, sondern auch der elektrostatischen Ladungen der verschiedensten Suspensionen und Kolloiden zustande kommt. Bestimmte Kolloide sind durch ihr elektrostatisches Umlagerungsvermögen in Richtung der farblosen Carbinole, andere wieder dadurch ausgezeichnet, daß sie in vitro die farblosen Carbinole adsorbieren oder gleichzeitig auf ihre Oberfläche zu Farbstoffverbindungen regenerieren.

Dieses Grundphänomen der intramolekularen Umlagerung unter Einwirkung von elektrostatischen Ladungen wird Elektropie genannt.

Wie steht es nun im Organismus mit diesen einverleibten Farbstoffen, wenn Ort und Stelle ihrer Adsorption mittels Säureregeneration der Farbe kennbar gemacht wird? Und wie steht es in diesen chemotherapeutischen Versuchen mit der Speicherung im Tumorgewebe?

Insbesondere wurden die typischen Vertreter Fuchsin S, Lichtgrün und Wasserblau untersucht. Die Untersuchung wird dadurch erleichtert, daß die Stoffe ungiftig sind.

Das Verfahren wird am besten an einem Beispiel erläutert:

Fuchsin S.

Weiße Maus, mit intraabdominalem Carcinom.

Es wird eine zweistündige Injektion gegeben von 0,3 ccm Fuchsin S. Dosis pro Kilogramm 2,5 g. Gesamtdosis 0,045 mg. Nach 10 Stunden wird das Tier getötet.

Die Geschwulst in der oberen Mitte des Bauchraumes ist höckerig und hängt lose mit den Darmschlingen zusammen; wuchs aber in die linke Niere. Die Schnittfläche ist an den Rändern kaum bemerkbar rötlich verfärbt, der innere Teil besteht aus einer strukturlosen, körnig zerfallenen Masse.

Färbungsintensitäten der Organe: Leber +, Gallenblase ++, Nierenrinde ±, Nierenmark +++, Herz, Lunge, Milz. Nebennieren negativ, Darmserosaschicht ±, Mucosaschicht +++. In Regenerationsflüssigkeit getaucht, zeigt die Geschwulst einen von der Peripherie zentralwärts vordringenden innerintensiveren Farbton, welcher noch nach 24 Stunden vorhanden ist. Gefrierschnitte zeigen: kaum gefärbte nestartige Teilchen wechseln mit intensiv gefärbten ab.

Karczag, Teschler und Barok konkludieren aus ihren Versuchen, daß Carcinomgewebe keine vitale Carbinophilie besitzt, und zweitens daß es vorwiegend die nekrotischen Anteile der Tumoren sind, die Fuchsin S, Lichtgrün und Wasserblau vitalelektiv adsorbieren. Die geprüften Farbstoffe zeichnen sich vorwiegend durch ihre Affinität zum Bindegewebe aus, und deshalb ist schon von vornherein keine elektive Tropie dieser Substanzen zum Carcinomgewebe epithelialen Ursprungs zu erwarten. Dieses Vermögen nekrotischer Massen, vermöge ihrer elektrostatischen Ladungen aus dem Blute Substanzen aufzuspeichern, dürfte für das Problem der Kachexiegenese von Bedeutung sein.

In einer weiteren Veröffentlichung berichten Karczag und Nemeth über weitere „nekrotrope" Verbindungen, ebenfalls Carbinole.

Von den Schlußfolgerungen Karczags weichen diejenigen Engels, der unter Höber (Kiel) arbeitete, ein wenig ab. Das scheint zum Teil von dem verwendeten Tumor, zum Teil von der befolgten Technik abzuhängen.

Die untersuchten Substanzen waren ebenfalls die Triphenylmethansulfosäurefarbstoffe Fuchsin S, Isaminblau, Lichtgrün, Rotviolett 5 R.S.

Es wurden mehrere Tumorarten untersucht (Mäusecarcinom, Ehrlichscher Stamm), Mäusesarkom, Teercarcinom, Rattencarcinom. Nach der subcutanen Injektion einer 1 proz. Lösung der verschiedenen Farbstoffe wurde der Tumor am lebenden Tier exstirpiert, daran anschließend das Tier getötet und die gesamten Organe bezüglich ihrer Farbintensität makroskopisch miteinander und mit dem Tumor verglichen und nachher histologisch untersucht. Es wurden frisch angefertigte Gefrierschnitte von unfixiertem Gewebe in Ringerlösung untersucht. Zur histologischen Untersuchung wurde die Hälfte eines Gefrierschnittes gründlich gewässert, in Formol fixiert mit Hämatoxylin-Eosin gefärbt und mit der Skizze des ursprünglichen Gefrierschnittes verglichen.

Es zeigte sich nun, daß einige Tumoren einige saure Farbstoffe der Triphenylmethangruppe (Fuchsin, Isaminblau, Lichtgrün) bei der Vitalfärbung elektiv speichern. Das gilt für den Jensen-Tumor, für das Mäusesarkom, nicht aber für das Rattencarcinom und das Teercarcinom der Maus, obwohl gerade diese beiden letzten stark nekrotisieren und folglich nach Karczag starke Färbung zu erwarten gewesen wäre. Es schließt deshalb Engel, daß die vitale elektive Speicherung nicht auf die Nekrose, sondern im Gegenteil auf Steigerung der Vitalität beruht und physikalisch darauf zurückzuführen ist, daß die Lipoid-Eiweißmembranen die farblosen Derivate der Triphenylmethanfarbstoffe leichter passieren lassen als die nativen Farbstoffe selbst.

Es sind dies eminent wichtige chemotherapeutische Vorstudien, die nicht nur für die Farbstoffe der Triphenylmethangruppe, sondern auch für die anderen Klassen durchgeführt werden sollten.

Nur so könnte der „Transporteur"- oder Vektorbegriff Wassermanns mit Inhalt belebt werden; außerdem könnten wohl auch Farbstoffderivate aufgefunden werden, die als solche, nach elektiver Adsorption, das Tumorwachstum in negativem Sinne beeinflussen.

Wie gesagt, hat eine systematische Prüfung noch nicht stattgefunden. In der Klinik wurden wohl einzelne Repräsentanten, deren Wahl von bestimmten speziellen Vorstellungen abhing, zur Behandlung der Patienten herangezogen.

So kamen z. B. neben dem Methylenblau, Isaminblau (Roosen) und das Trypanblau (Opitz, Freiburger Schule) in Gebrauch. Roosen beschrieb die günstige Wirkung von Isaminblauinjektionen beim Mammacarcinom; die Anwendung des Trypanblaus stellt einen Teil der Kombinationstherapien dar, denen gleich einige Worte gewidmet werden sollen. Es steht außerhalb allen Zweifels, daß derartige Farbstoffe einen wesentlichen Einfluß auf den Biochemismus ausüben können. Man denke nur daran, wie das Methylenblau durch seine Funktion als „Wasserstoffacceptor" die Oxydationen erheblich anregen kann. Dieser Gesichtspunkt ist doch nicht ohne Bedeutung, weil gerade Warburg in der Tumorzelle eine relative Abnahme der Oxydationen in bezug auf die Gärungsprozesse nachwies.

Anderseits haben verschiedene Farbstoffe verschiedener Gruppen, unter denen Repräsentanten vorkommen, die in der praktischen Therapie angewandt werden, einen deutlichen Einfluß auf die Glykolyse des Tumorgewebes.

Eine Yabusoe entlehnte, verkürzte Tabelle (Tabelle 7) gibt eine Übersicht über die Wirkung der verschiedenen Klassen in dieser Hinsicht.

Dieser Einfluß gilt ausschließlich für wässerige Lösung; in Serum ist die Wirkung durch Adsorption an die Serumeiweiße sehr viel geringer. Indessen sehen wir doch, daß, wenn nur mehr über den Biochemismus der Tumorzelle bekannt ist, man auch lernen kann, wie Ehrlich es ausdrückt, chemisch zu zielen. So können wir der Tabelle die interessante Tatsache entlehnen, daß Einführung der Sulfogruppe den glykolysevermindernden Einfluß aufhebt.

Die Farbstoffe erweisen sich also in der Tat imstande, in erheblichem Maße den Stoffwechsel in der Tumorzelle zu beeinflussen. neben ihrer allgemeinen Wirkung als Kolloide.

Tabelle 7.

| Farbstoff | Eine $10^{-4}$ mol. Lösung hemmt die Glykolyse um % |
|---|---|
| I. Triphenylmethanfarbstoffe: | |
| Parafuchsin . . . . . . . | 34 |
| Methyl-Parafuchsin . . . | 34 |
| Fuchsin-Sulfosäure . . . . | 0 |
| Malachitgrün . . . . . . | 70 |
| Krystallviolett. . . . . . | 69 |
| Isaminblau . . . . . . . | 6 |
| II. Chinolinfarbstoffe: | |
| Chinolin gelb . . . . . . | 0 |
| „ rot . . . . . . . | 50 |
| Cyanin . . . . . . . . . | 64 |
| Pinachrom (Höchst) . . . | 64 |
| III. Acridinfarbstoffe: | |
| Rivanol . . . . . . . . | 0 |
| Trypaflavin . . . . . . . | 26 |
| Acridin Orange . . . . . | 17 |
| IV. Azofarbstoffe: | |
| Kongorot . . . . . . . . | 0 |
| Chrysoidin . . . . . . . | 11 |
| Trypanrot. . . . . . . . | 6 |
| Trypanblau . . . . . . . | 24 |
| V. Verschiedenen Farbstoffklassen: | |
| Safranin extra . . . . . . | 8 |
| Nilblau . . . . . . . . . | 0 |
| Methylenblau . . . . . . | 5 |
| Eosin B. . . . . . . . . | 0 |
| Erythrosin . . . . . . . | 7 |
| Alizarinsulfosäure . . . . | 0 |

Merkwürdig ist, daß keiner der Farbstoffe, welcher bis jetzt therapeutisch angewandt wurde (Methylenblau, Eosin, Isaminblau, Trypanblau), einen erheblich vermindernden Einfluß auf die Glykolyse hat.

Falls jedoch die diesbezüglich wohl aktiven Farbstoffe elektiv an die Tumorzelle adsorbiert werden könnten, dann würde schon viel gewonnen sein. Dieses Moment der Adsorption an die Tumorzelle ist denn auch verschiedentlich (in der letzten Zeit u. a. seitens Roosen) in den Vordergrund gestellt. Wäre der Farbstoff nur einmal adsorbiert (was auf Grund der Verfärbung des Tumors der Fall sein kann), dann könnte durch die Zerlegung des fremden Farbstoffes in kleinere Moleküle und Atome bereits eine derartige Milieuveränderung auftreten, daß das Absterben der Tumorzellen die Folge wäre. Eine Argumentation, wie Roosen sie zur Erklärung seines Erfolges mit Isaminblau gibt, ist jedoch zu vage, um sie für höher zu halten als eine Betonung der Möglichkeiten einer Farbstofftherapie.

Wir möchten daher lieber über einige Experimente berichten, in denen systematisch die Erscheinung der Adsorption organischer Stoffe an Tumorzellen untersucht wurde.

In Zusammenhang mit den eigentümlichen elektrischen Verhältnissen an der Oberfläche der Tumorzelle sind wohl besondere Adsorptionserscheinungen zu erwarten. Wir beobachteten, daß neben dem Fehlen von Polarisationswiderstand Abnahme der Oberflächenspannung einherging. Es ist also nicht unmöglich, daß Teilchen, die sonst abgestoßen würden, nun leichter adsorbiert werden und umgekehrt.

Zu den im allgemeinen besonders stark adsorbierten organischen Körpern gehören die Narkotica, die Stoffe, welche im allgemeinen selbst die Oberflächenspannung beträchtlich erniedrigen (Traube), sich nach der Gibbsschen Regel an der Oberfläche konzentrieren und leicht je nach der Beschaffenheit der Oberflächen, welche sie antreffen, aufgenommen werden.

Es lohnte sich der Mühe, zu ermitteln, wie es diesbezüglich um die Adsorption einiger Gruppen Narkotica an die Tumorzelle bestellt ist.

Auf Grund parasitologischer Wirksamkeit[1]) haben wir zu diesem Zweck die Verhältnisse in den aromatischen Gruppen der Thymole (und der Acetat- und Nitroester derselben) und gleichzeitig einer Gruppe aromatischer Aldehyde mit dem Salicylaldehyd als Repräsentanten, studiert.

## Thymol und Carvacrol.

Thymol ist Propyl-Parakresol; Carvacrol ist Isopropylkresol.

Die Löslichkeit beider Körper geht in der Kälte bis zu 1 : 1000, in starken Konzentrationen wird die Lösung kolloidal, wobei man bis 1 : 500 gehen kann.

Es ist für die Löslichkeit empfehlenswert, den Körper durch Alkalizusatz zu einem Natriumalkoholat zu machen, welches löslicher ist; somit ein Thymolat.

Physische Eigenschaften: Die Lösungen beider Stoffe sind stark capillaraktiv. Die nebenstehende Tabelle gibt die Spannung für Lösungen verschiedener Konzentrationen an (verglichen mit der Spannung von Wasser).

Tabelle 8.

| Konzentration in Mol | Konzentration in Wasser | Tropfenzahl |
|---|---|---|
| 0 | 0 | 17 — |
| 0,00033 | 1/20000 | 18,5 (+ 1,5) |
| 0,00066 | 1/10000 | 19,7 (+ 1,2) |
| 0,0012 | 1/5000 | 22 (+ 2,3) |
| 0,0033 | 1/2000 | 25 (+ 3 ) |
| 0,01 | 1/1000 | 29 (+ 4 ) |
| 0,02 | 1/500 | 33,5 (+ 4,4) |

Die hämolytische Grenzkonzentration für gewaschenes Menschenblut liegt bei 1/5000. Für gewaschenes Kaninchenblut in einer Menge von 2 ccm gilt die folgende Tabelle:

Tabelle 9.
1 proz. alkoholische Lösung auf 2 ccm gewaschenes Kaninchenblut.

| | | | | | | |
|---|---|---|---|---|---|---|
| 37° | Thymol | 0,2 ccm | 0,1 ccm | 0,05 ccm | 0,02 ccm | 0,01 ccm |
| | Hämolyse | + | + | + | — | — |
| 37° | Thymolacetat | 0,3 ccm | 0,13 ccm | 0,07 ccm | 0,03 ccm | 0,02 ccm |
| | Hämolyse | + | + | + | — | — |
| 37° | Carvacrol 1 proz. alkoholische Lösung | 0,2 ccm | 0,1 ccm | 0,05 ccm | 0,02 ccm | 0,01 ccm |
| | Hämolyse | +++ | +++ | + | — | — |

Die Giftigkeit für Mäuse ist in Lösungen von 1/1000 bis 1/2500 bestimmt. Bei Serien von je 3 Mäusen wird eine 1 proz. alkoholische Lösung, bis zur gewünschten Stärke mit physiologischer Kochsalzlösung verdünnt, injiziert. Von dieser Lösung erhalten die Tiere bzw. $^1/_4$, $^1/_2$ und 1 ccm. Sowohl bei Thymol als Carvacrol und Thymolacetat bekommen die Tiere bei 1 ccm in einer Viertelstunde einen narkotischen Schock. Das Tier liegt dann schwer atmend und gelähmt auf dem Rücken. Bei kleinerer Dosis ist nur ein leicht narkotischer Effekt bemerkbar. $^1/_4$ ccm wird gut vertragen. Am nächsten Tage haben die Tiere sich erholt. Die Grenzdosis liegt also bei ungefähr $^1/_2$ ccm 1/2000 für die Maus. Ein Kaninchen verträgt intravenös 20 ccm einer Lösung von 1/1000. Bei höherer Dosierung entsteht hämorrhagische Nephritis.

Thymol und Carvacrol und ihre Derivate beeinflussen die Permeabilität, gemessen an der P/W-Konstante, in der Weise, wie schon früher angegeben wurde: eine kurze Erhöhung, der ein langsames und andauerndes Sinken folgt, die allgemein bekannte Narkoseerscheinung also.

[1]) Wenn der Raum es gestattete, würden interessante Ähnlichkeiten zwischen der Physiologie höherer tierischer Parasiten und von Tumorzellen besprochen werden können. Man denke an die eigentümlichen Gärungserscheinungen bei beiden, die Ausscheidung höherer Fettsäuren und schließlich auch an den ätiologischen Zusammenhang (Fibiger) zwischen Parasiten und Carcinomgenese.

Der Einfluß auf Tumoren. Untersucht wurde der Einfluß der Thymole auf Impftumoren, besonders Carcinom Nr. 63, und zwar auf zwei Weisen: nämlich 1. durch direkte Beeinflussung des Tumormaterials in vitro: 2. durch Beeinflussung des Wachstums eines einmal bestehenden Tumors beim Versuchstier.

Für den ersten Versuch kommt also das sehr fein zerschnittene Tumorgewebe mit dem untersuchten Stoff, z. B. $^1/_2$ Stunde in den Brutofen und wird danach auf das Tier geimpft. Man kann hier natürlich nur rein wässerige Lösungen des untersuchten Stoffes benutzen.

| Numm. | 30.V. | 2.VI. | 4.VI. | 6.VI. | 10.VI. | 12.VI. | |
|---|---|---|---|---|---|---|---|
| 2000 | | | | | | Große Tumoren | Thymollösung in Olivenöl $4\,^0/_{00}$ Kontaktdauer 30′ |
| 2001 | | | | | | | |
| 2002 | | | | | | | |
| 2003 | | | | | | | |
| 2005 | | | | | | | Thymol in physiologischer Na Cl-Lösung $1\,^0/_{00}$ Kontaktdauer 30′ |
| 2006 | | | | | | | |
| 2007 | | | | | | | |
| 1998 | | | | | Große Tumoren | | Kontrollimpfungen |
| 1999 | | | | † | Über-Jmpfung | | |
| 2004 | | | | | Große Tumoren | | |
| 2008 | | | | | Große Tumoren | | |
| 2009 | | | | † | Große Tumoren | | |

Abb. 35. Carcinom Nr. 63 (Impfdatum 26. Mai).

Schon gleich zeigte sich nun hierbei, daß die Wirkung des Stoffes auf einer reinen Adsorption beruht und daß der Verteilungskoeffizient eine wichtige Rolle spielt.

Aus der beigefügten Zeichnung erhellt, daß Tumoren, welche mit Thymol oder Carvacrol in Berührung gewesen sind, deutlich verlangsamt angehen. Macht man jedoch die Thymol- oder Carvacrollösung in Olivenöl, dann ist von einem derartigen Einfluß nichts zu bemerken (siehe die Zeichnung).

Der Einfluß von Thymol und Carvacrol in wässeriger Lösung auf einmal geimpften Tumor muß jedoch als negativ betrachtet werden.

Das Beschriebene gilt im allgemeinen auch für die untersuchten Thymolester. Da die Acetylgruppe im allgemeinen in der Pharmakologie einen wichtigen Einfluß hat, lag es nahe, auch die Wirkung von Acetylthymol zu untersuchen. Die physischen und physikochemischen Eigenschaften weichen übrigens wenig von denjenigen des Thymols und Carvacrols ab.

Die hämolytische Grenzkonzentration gewaschenen Kaninchenblutes beträgt von 1/100 bis 1/200 Mol. Die toxische Dosis ist für die Maus 1 ccm einer Lösung von 1/1500. Die Erscheinungen sind ebenfalls diejenigen einer Narkose. Der stalagmometrische Effekt ist stark ausgesprochen. Eine Lösung von 1/1500 in Ringer ergibt eine Spannung von 66 Tropfen gegenüber 51 für Wasser. In dem kleinen Stalagmometer mit 17 Tropfen für Wasser wird 23 erreicht.

Die P/W-Konstante wird in derselben typischen Weise beeinflußt. Das Präparat wurde sowohl bei Impftumoren als bei Teercarcinomen untersucht. Als Impftumor diente das Sarkom. Für die Untersuchung bei den Teertieren standen nur relativ ungeeignete Fälle zur Verfügung. Im allgemeinen ist nämlich das Teertier durch die langdaurige vorhergegangene Behandlung nicht für die therapeutische Untersuchung geeignet.

Ebensowenig kann dies von Tieren mit transplantablem Teersarkom gesagt werden. Diese Tumoren entwickeln sich dazu viel zu schnell. Hinzu kommt, daß mit der Behandlung in diesen Fällen nur angefangen wurde, wenn diese Tumoren deutlich wahrnehmbar waren.

Nach diesen negativen Resultaten werden Derivate von Thymol untersucht, zu dem allgemeinen und bereits von mehreren Seiten ausgesprochenen Zweck, mittels Adsorption andere Elemente an den Tumor zu binden.

Mit Bezug auf die Arbeit Lippschitz', welche wieder auf derjenigen Wielands basiert, werden hierfür erst oxydierende Gruppen gewählt: die Nitrogruppe und die J-Gruppe.

Es ist hier nicht die Stelle, auf das Werk Wielands einzugehen, es sei nur bemerkt, daß die Oxydation in der lebenden Zelle laut dieser Theorie nicht durch aktivierten atmosphärischen Sauerstoff verursacht wird, sondern durch Dehydrierung, wobei der Wasserstoff dann wieder von oxydierenden Gruppen aufgenommen wird.

Bei den Lippschitzschen Versuchen mit Dinitrobenzol wird dabei die Nitrogruppe zu Hydroxylamin reduziert.

Ein Argument für den Versuch mit oxydierenden Gruppen bei der Tumortherapie könnte nun sein, daß Gewebe mit großem Sauerstoffbedarf auch einen größeren Bedarf an der Nitroverbindung haben dürften, dieselben in stärkerem Maße aufnehmen und dadurch also auch durch das dabei freikommende Hydroxylamin eher zum Absterben gebracht werden als weniger sauerstoffbegierige Gewebe. Die unsichere Grundlage dieser Argumentierung ist jedoch, daß der erhöhte Bedarf der Tumorzelle an Sauerstoff nicht feststeht, ja es scheint sogar, daß sie ihren Energiebedarf namentlich aus der glykolytischen Spaltung decken kann (Warburg).

Versuche mit Tumorgewebe in vitro nach der Lippschitzschen Methode ergeben denn auch keine erhöhte Gelbfärbung der Flüssigkeit durch das entstehende Hydroxylamin.

Kontrolliert man nun die Reduktion des Nitrothymols und Dinitrothymols, dann sieht man, mit Hämoglobin als Indicator, überhaupt keine Methämoglobinbildung; es hat also keine Reduktion zu Hydroxylamin stattgefunden.

Die Verbindungen sind übrigens so giftig, daß von therapeutischer Wirkung schwerlich Rede sein kann.

Sie sind übrigens gute Indicatoren, welche wie p- und m-Nitrophenol als einfarbige Indicatoren fungieren können.

Die mit Jodthymol erhaltenen Resultate schließen sich dem vorhergehenden an. Eine ausführliche Besprechung unterbleibt, weil die Resultate nicht überzeugend sind.

## Versuche mit Benzaldehyd und Salicylaldehyd.

Als Repräsentanten der aromatischen Aldehyde sind das Benzaldehyd und Salicylaldehyd untersucht.

Hierbei ist das Prinzip der maximalen Adsorption aufrechterhalten, doch gleichzeitig ist versucht, durch das Einführen der oxydierenden Aldehydgruppen den Erstickungseffekt der gewöhnlichen Narkotica aufzuheben. Ferner wurde versucht, durch Erleichterung der Oxydation die anaerobe Fermentation zurückzudrängen.

Als erstes Beispiel wird das Benzaldehyd (bitteres Mandelöl) versucht.

a) Der Einfluß auf Transplanttumoren ist sehr deutlich. Als Versuchsobjekt wird Carcinom Nr. 63 gewählt. Das Benzaldehyd wird durch Schütteln leicht in physiologischer Kochsalzlösung in einer Konzentration von 1/500 gelöst.

Bleibt nun eine feine Tumorzellensuspension $^1/_2$ Stunde bei 37° in Kontakt mit einigen Kubikzentimetern dieser Lösung, dann ist, noch in erheblich deutlicherem Maße als bei den Thymolverbindungen der Fall war, die unmittelbar folgende Impfung negativ.

Dieses Resultat wurde in mehreren aufeinanderfolgenden Serien erhalten. Von irgendwelcher Einwirkung einer Lösung dieser Konzentration auf den allgemeinen Organismus wurde nichts verspürt.

b) Therapeutische Beeinflussung bestehender Transplantate ist nicht versucht. Stellt man nun jedoch einen Versuch mit einer solchen Wirkung auf bestehendes Teercarcinom an, dann ist das Resultat im allgemeinen negativ. Teercarcinom Nr. 1778 zeigt einige günstige Wirkungen, welche gesondert beschrieben werden.

Nr. 1778 zeigt am 12. V. 1923 drei unter Einfluß von Teer entstandene Papillome am caudalen Teil des Rückens.

Bis zum 21. V. ist keine deutliche Veränderung wahrnehmbar.

Am 2. VI. scheint das am meisten caudal gelegene Papillom etwas vertrocknet zu sein.
Am 6. VI. wird mit Injektionen von 0,5 ccm Benzaldehyd 1/1000 angefangen.
10. VI.: Die Papillome sind anscheinend zurückgegangen und vertrocknet.
12. VI.: Sie sind fast verschwunden.
14. VI.: Fast alles ist weg.
16. VI.: Idem.
18.—30. VI.: Idem. Die Injektionen werden eingestellt.
4. VI.: Es wird wieder mit den gewöhnlichen Einspritzungen begonnen.
7. VII.: Zustand gut.
18. VII.: Der Zustand ist recht gut geblieben. Eine an diesem Datum gemachte kleine Skizze gibt nur 3 Pünktchen an den Papillomstellen an. Der Boden derselben sieht gleichsam verkalkt aus.
21. VIII.: Ist geheilt geblieben.
2. IX.: Das Tier ist gestorben.

Bei der Sektion werden keine Abweichungen gefunden. Die Organe werden in Paraffin eingebettet.

Die Haut ist auch mikroskopisch normal, außer einer Stelle, welche noch übermäßige Verhornung mit Heilungsresten (Infiltrat, Kalk) darunter, aufweist und dem Sitz eines der Papillome entspricht.

In anderen Fällen war von einem deutlichen Einfluß nichts zu merken. Dabei kommt spontane Rückbildung kleiner Papillomen wohl vor.

Auch präventive Einspritzung hatte in einer Serie keinen Einfluß auf das Entstehen eines Teercarcinoms.

Man kann sich nicht dem Eindruck entziehen, daß der Einfluß der aromatischen Aldehyde durchaus unzulänglich untersucht ist.

Schon verwandte höhere Komplexe (wie Phloroglucin u. a.) harren noch einer experimentellen Bearbeitung.

Die schon früher genannte Erwägung der Wahrscheinlichkeit des Eingreifens in den Stoffwechsel, namentlich der Kohlenhydrate, wird m. E. immer schwerwiegender.

### Anhang.

### Kombinationen von Aromaten mit Metallkomplexen.

Von dem absorptiven Vermögen dieser Körper kann Gebrauch gemacht werden, um gewünschte Metallkomplexe in den Tumor hineinzubringen.

Von dieser Verbindung ist bis jetzt nur Cd- und Pb-Thymolat untersucht.

Wie von aromatischen Metallverbindungen zu erwarten ist, wirkten diese außerordentlich giftig. Namentlich hämolytische Nephritiden wurden beobachtet.

## D. Kombinationstherapien.

Es ist erklärlich, daß in der Klinik, wo das Bedürfnis nach unmittelbarer Hilfe am stärksten gefühlt wird, alle möglichen Kombinationen versucht werden.

Von Kombinationen kann man schon sprechen, wenn der Chemotherapie eine chirurgische oder radiologische Behandlung vorangeht. Die Chemotherapie bezweckt dann nur die Beeinflussung zurückgebliebener Tumorreste oder auch die Verhütung von Rezidiven. Ein vorhergehender chirurgischer Eingriff kann jedoch auch eine prinzipielle Bedeutung haben, insofern als durch die Entfernung von Gewebe, das durch chemische Beeinflussung absterben und durch Resorption der dabei freikommenden toxischen Stoffe eine Schädigung des Organismus verursachen könnte (siehe dazu auch S. 31), die Aussichten für eine größere Nutzanwendung der Chemotherapie verbessert werden.

Natürlich wird jedoch, trotzdem von praktischem Gesichtspunkt aus dergleichen Behandlungsmethoden vollkommen zulässig sind, die wissenschaftliche Beurteilung des Effektes dabei viel schwieriger.

Unter den verschiedenen Kombinationen findet man dann alle Elemente zurück, die in den vorangehenden Kapiteln skizziert wurden: z. B. die Kombination von Farbstoffen mit kolloiden Metallen oder auch dieser letzteren mit einem Gemisch von Produkten endokriner Drüsen; oder auch chirurgische oder radiologische Eingriffe mit nachfolgender Verabreichung organischer Stoffe. In der Tat scheint bei einigen Carcinomformen ein günstiger Einfluß derartiger Kombinationen beobachtet zu sein. Namentlich von gynäkologischer Seite (Theilhaber) wird wenigstens dringend die Allgemeinbehandlung (Arsen, kolloidale Metalle, Blutentziehung) neben lokaler Behandlung befürwortet.

Von tiefer eindringendem Studium zeugt das Werk von Opitz und seinen Mitarbeitern (Freiburg), welche auch zum Tierexperiment ihre Zuflucht genommen haben. Sie wurden von der Notwendigkeit der Allgemeintherapie überzeugt, als gefunden wurde (Risse und Poos), daß Röntgenbestrahlung, wahrscheinlich via die Bauchspeicheldrüse, im Organismus die Entstehung eines Stoffes bewirkt, welcher, analog dem Adrenalin, eine starke Mydriasis des Kaninchenauges verursacht. Dieser Umstand in Zusammenhang mit der Erfahrungstatsache, daß sogar schwache Röntgenbestrahlung, die zur Zerstörung aller Tumorzellen bei weitem nicht ausreicht, doch noch therapeutische Wirkung haben kann (Kok und Vorlaender), führte zu einer Kombination, in der alle bis heute bekannten günstig wirkenden Elemente in einen, sei es auch labilen, Komplex zusammengefügt sind. Diese Kombination hat ungefähr folgende Zusammensetzung:

A. Cholin (1 Teil); Zweck: Reizung des parasympathischen Systems.

B. Trypanblau (5 Teile); Vitalfarbstoff; Zweck: Reizung des Reticulo-Endothelialsystems.

C. Adrenalin (2 Teile); Zweck: Beeinflussung des Pankreas.

D. Ceriumchlorid (5 Teile); Zweck: Beeinflussung des Mineralstoffwechsels.

Diese Kombination ist nur bei gleichzeitiger Verabfolgung der Teile wirksam. Einspritzung nacheinander hat keinen Effekt. Nach Vorlaender ist es mit dieser Kombination möglich, virulente Mäusetumoren ausnahmslos zum Verschwinden zu bringen. Wird mit den Injektionen angefangen, wenn der Tumor die Größe einer Haselnuß hat, dann tritt schon nach der dritten Injektion Erweichung ein mit nachfolgender Schrumpfung; nach 14 Tagen ist nur ein Bindegewebsstreifen übriggeblieben, in welchem kaum Reste von Carcinomgewebe erkennbar sind. Die Kontrollversuche beweisen, daß eine spontane Regression der Tumoren ausgeschlossen ist. Die Heilung ist bei vielen Tieren eine dauernde gewesen; außerdem sind keine toxischen Schädigungen konstatiert. Diese Versuche verdienen sehr die Aufmerksamkeit. Es ist nur schade, daß die Kombination so labil ist und dann unwirksam wird, so daß die Verbindung noch nicht allgemein angewandt werden kann. Inzwischen wird von Opitz selbst auch klinisch bei gynäkologischen Patienten eine solche Kombination mit gewissem Erfolg versucht. Es werden diesbezüglich jedoch genaue klinische Mitteilungen abgewartet werden müssen.

## II. Heilungsfaktoren allgemeiner Art.

Es ist bereits in der Einleitung dargelegt, daß eine ausschließlich örtliche Therapie eines Tumors in den meisten Fällen als unzureichend betrachtet werden muß. Es müssen zweifelsohne Faktoren allgemein fundamentaler Art existieren, welche das Entstehen eines Tumors und seine Entwicklung beherrschen oder hemmen. Zum größten Teil sind uns diese jedoch verborgen, und wird es die nächstliegende Aufgabe der Forschung sein müssen, gerade hierin Klarheit zu schaffen.

Einige augenblicklich noch unabhängig voneinander stehende Tatsachengruppen sind natürlich wohlbekannt. Wir kennen in der Tat einige Faktoren allgemeiner Art, die man durch eine praktische Einteilung in

a) biochemische,

b) immunbiologische

trennen könnte.

Wir geben daher zunächst eine Übersicht einiger biochemischer Tatsachen, die zur gegebenen Zeit bestimmt ihren Einfluß auf die Therapie haben werden, und behandeln in einem Schlußkapitel die Probleme und Resultate aktiver und passiver Immunisierung. Beiläufig wird dann, wenn möglich, ein Seitenlicht auf halbvergessene frühere Behandlungsmethoden geworfen werden.

A. Von den biochemischen Problemen werden die Bedeutung des Kohlenhydratstoffwechsels und die biochemischen Reaktionen Freund-Kaminers behandelt werden, welch letztere sehr wahrscheinlich auf besondere Abartungen in dem Fettstoffwechsel basiert sind.

### A. Kohlenhydratstoffwechsel.

In der allgemeinen Einleitung ist bereits mehrere Male von der besonderen Bedeutung der Kohlenhydrate für die Tumorzelle sowie von dem besonderen Verhalten der letzteren gegenüber den Kohlenhydraten gesprochen. Schon viele Jahre bevor das Werk Warburgs Aufmerksamkeit erregte, hatten viele, auch Kliniker, einen Zusammenhang zwischen Tumor und Kohlenhydratstoffwechsel gelegt (Shaw-Mackenzie, Braunstein, Brault, Freund, Boas, de Backer, Tuffier). Allein der Zusammenhang blieb hier sehr vage und meistens nur vermutet. Man muß Warburg das Verdienst zuerkennen, scharf umschriebene Abnormitäten nachgewiesen zu haben. Kurz besteht diese Abnormalität darin, daß während unter Verhältnissen von Anaerobiose jede normale Körperzelle mehr oder weniger stark glykolytisch fermentieren kann (d. h. also Milchsäure aus Kohlenhydraten in einer Menge zu bilden vermag, welche nicht unmittelbar oxydiert werden kann), bei der Tumorzelle auch im Zustand von Aerobiose ein solches Mißverhältnis besteht. Das will also besagen, daß in der Tumorzelle der Gärungsprozeß unter allen Umständen über den Oxydationsprozeß überwiegt. Sekundär schließen sich an diese Überproduktion von Milchsäure (und anderer organischer Säuren?) andere Erscheinungen an. Diese organischen Stoffe vermögen, indem sie in die Umgebung diffundieren, bereits durch die $p_H$-Veränderung des Milieus die Vorbedingungen für die Ausbreitung des Tumorprozesses zu erleichtern, wenn sie nicht schon durch ihre eigene chemische Zusammensetzung auf diese Weise einwirken können.

Vergesse man jedoch nicht, daß in diesem Werke Warburgs nur die katabolen Prozesse näher ins Auge gefaßt werden. Auch im Aufbau der höheren Kohlenhydrate bestehen wahrscheinlich Unterschiede; so spricht E. Freund von dem pathologischen Glykogen der Krebszelle, welches sich durch seine besondere Reaktion mit dem Molischschen Reagens und besondere präzipitierende Niederschläge mit Carcinomextrakten unterscheidet.

Es muß jedoch zugegeben werden, daß aus der Bestimmung des glykolytischen Vermögens eine quantitative Methode entstanden ist, welche eine exakte Bearbeitung des Problems ermöglicht. Es ist denn auch kein Wunder, daß gleich nach dem Bekanntwerden dieser Ergebnisse versucht ist, dieselben dem Studium und sogar der Therapie des Tumorprozesses nutzbar zu machen. So äußert sich wenigstens A. Fischer in den Schlußfolgerungen seiner Versuchsreihe bei Tumoren in vitro. Er fand z. B. in Kulturen des Rousschen Sarkoms in vitro, daß bei Erhöhung der Sauerstoffspannung die Sarkomzellen viel schneller absterben als die normalen Fibroblasten. Nicht nur fermentiert die Tumorzelle leichter, sondern diese Fermentation scheint, mehr als die Oxydation, von fundamentaler vitaler Bedeutung für sie zu sein. Fischer äußert nur ziemlich lose hin die Meinung, ob es nicht möglich wäre, in der Umgebung des Tumors die Sauerstoffspannung dermaßen zu erhöhen, daß hierdurch den Tumorzellen ernstlicher Schaden für ihre Entwicklung zugefügt würde.

Warburg, Wind und Negelein haben auch schon therapeutische Konsequenzen aus ihren Befunden ziehen wollen.

Bekanntlich (Cori) glykolysiert das Tumorgewebe auch in vivo in sehr bedeutendem Umfang; das geht schon aus der Tatsache hervor, daß der Blutzucker auf dem Wege von Arterie bis Vene in dem Tumor fast gänzlich schwindet. Offenbar werden die Tumorzellen ungenügend mit Zucker gespeist, und ist der normale Blutzuckergehalt schon relativ ungenügend.

Warburg und seine Mitarbeiter haben nun erwogen, daß, wenn zu dieser ungenügenden Versorgung mit Zucker auch noch ungünstige Oxydationsverhältnisse kommen würden, der Tumor noch in erheblicherem Maße geschädigt werden würde.

Ratten mit Flexner-Jobling-Carcinom wurden unter herabgesetzter Sauerstoffspannung (bis zu 5 Vol.-Prozent) gehalten und die Schädigung der Tumorzellen untersucht. In der Tat zeigte sich in vielen Fällen eine fast vollkommene Nekrotisierung des Tumors. Es liegt wohl auf der Hand, daß derartige therapeutische Maßnahmen beim Menschen nicht durchführbar sind.

Es scheint mir, daß unsere Kenntnis der Tumorglykolyse erst dann praktische Resultate zeitigen wird, wenn wir besser über die Entstehensbedingung der Erscheinung orientiert sind. Diesbezüglich sind einige nähere Besonderheiten bekannt.

Wenn wir uns dessen erinnern, daß die aerobe Glykolyse der Tumorzelle nur eine quantitativ abweichende Erscheinung ist, daß die Erscheinung der Glykolyse selbst jeder Zelle inhärent ist, dann liegt die Auffassung nahe, daß der Prozeß im Tumor nur verstärkt, stärker aktiviert wird, so wie jede Fermentation einen Aktivator benötigt.

Es hat sich denn auch als möglich erwiesen, aus frischen Geweben, aber namentlich dem Tumorgewebe, durch wässerige Extraktion und Filtration einen

Stoff zu erhalten, welcher die Glykolyse normaler Organe (z. B. Niere) in erheblichem Maße verstärkt. Über die chemische Zusammensetzung dieses Stoffes ist nichts bekannt; nur steht fest, daß derselbe thermostabil, selbst also kein Ferment ist. Er adsorbiert sich leicht an Niederschlägen, wie diese z. B. bei Zusatz von Chloroform oder Äther in Tumorextrakten entstehen.

Unwillkürlich wird bei der Beschreibung dieser Eigenschaften der Gedanke an das Koferment der Atmung (Meyerhof), ja, sogar an das Insulin wachgerufen, weil sich auch tatsächlich zeigt, daß Hefeextrakt wie auch Insulin als Aktivator fungieren können. Es ist daher durchaus nicht unmöglich, daß die Produktion dieses Aktivators hormonal geregelt ist (Pankreas ?), für welche Auffassung gleich noch einige Tatsachen angeführt werden. Es ist sehr gut möglich, daß auch die übermäßige Generation dieses Aktivators von überwiegender Bedeutung für das dauernde Erhaltenbleiben des Charakters der Tumorzelle ist.

Daß eine derartige Generation in Serie außerhalb des Organismus sehr gut möglich ist, beweisen die schönen Versuche Delezennes und Ledebts, in denen durch das Halten des Gemisches bei 0°, in einem Gemisch von inaktivem Pankreasferment und Gelatine, spontane Produktion von Enterokinase hervorgerufen werden kann, eine Eigenschaft, welche in Serie auf neue Gemische übertragen werden kann.

In diesem Zusammenhang sind auch die von Chambers und Scott angestellten Versuche, auf welche wir im immunbiologischen Teil noch zurückkommen, sehr wertvoll. Sie fanden nämlich, daß unter denselben Bedingungen, unter denen die Glykolyse ad maximum verstärkt ist, nämlich bei 37° und in absoluter Anaerobiose, in Bouillon, worin ein steriles Stückchen Tumor geimpft ist, ein thermostabiler Stoff entsteht, der, bei Versuchstieren injiziert, von großem Einfluß auf darauffolgende Tumorimplantation ist. Wir werden hier noch später darauf zurückkommen müssen. Hier liegen Anknüpfungspunkte mit dem rezenten Werk Gyes und gleichzeitig mit dem allgemeinen Immunitätsproblem beim Tumorprozeß.

Es werde nunmehr verfolgt, welche Faktoren in vitro die Glykolyse beeinflussen, um daraus schon unmittelbar therapeutische Begriffe bilden zu können oder diese an schon bestehenden Vorstellungen zu prüfen.

Hierbei zeigt sich schon zunächst, daß die Glykolyse in vitro von der Ionenkonzentration des Milieus abhängig ist: Steigen der $p_H$, Steigen des Bicarbonatgehaltes bewirkt Erhöhung, Verstärkung des Calciumgehaltes, wahrscheinlich auch anderer bivalenter Metallionen, Hemmung der Glykolyse. Wir sehen hier sofort den Zusammenhang mit unseren Besprechungen betreffs der lokalen Wirkung der Ionenzusammensetzung auf den Tumor.

Nicht weniger wichtig ist der Einfluß von Serum auf den fermentativen Prozeß: normales Serum vermindert die Glykolyse der normalen Zellen in erheblichem Maße, auch unter anaeroben Umständen.

Es ist möglich, diese Eigenschaft quantitativ in Zahlen auszudrücken, sei es in Manometerwerten, sei es in Säureinheiten der gebildeten Milchsäure.

Es ist sehr wahrscheinlich und auch wohl aus der Arbeit Ahlgrens über die Methylenblaureduktion bei den oxydativen Prozessen zu schließen, daß diese antiglykolytische Serumwirkung ebenfalls hormonaler Art ist. Es erhebt sich nunmehr die Frage, ob die antiglykolytische Eigenschaft von Serum in dem Grade gesteigert werden kann, daß sich ein therapeutischer Gewinn erzielen läßt.

Es ist nun sehr merkwürdig, daß im Laufe der Jahre allerlei kurative Carcinomsera angegeben sind, bei deren Bereitung meistens allerlei pflanzliche Organismen (Bakterien, Pilze, Hyphomyceten, Blastomyceten) als Antigen verwendet wurden, jedesmal wenn ein derartiger Organismus als „Erzeuger" des Carcinoms beschrieben war. Zu dieser Gruppe gehören u. a. die von Wlaeff (Hefe), Leopold, Sanfelice angegebenen Sera; ebenfalls gehört das „Antimeristem" Schmidts

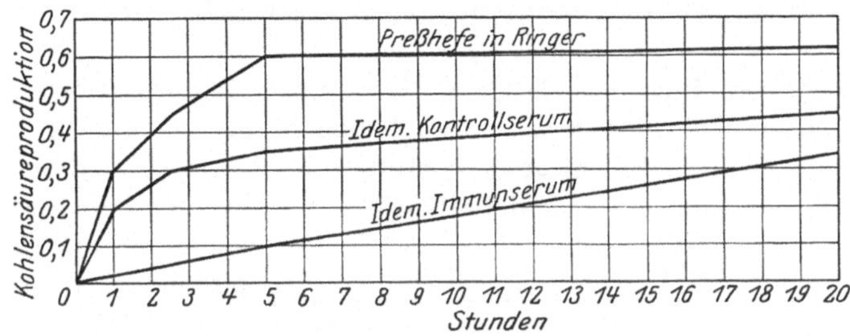


Abb. 36. Herabsetzung der Gärung in Hefe-Immunserum.

teilweise hierunter. Die neuesten Untersuchungen Blumenthals, P. Meyers und H. Aulers machen darauf keine Ausnahme. Sie könnten, und ihre Arbeit wurde von Reichert bestätigt, bei Ratten mit aus menschlichen Carcinomen gezüchteten Bac. tumefaciens-Stämmen, transplantable Tumoren erzeugen. Diese Tumoren zeigten ebenfalls erhöhtes glykolytisches Vermögen, und eine Serumgewinnung eines Antitumefaciens-Immunserums lag gewiß sehr nahe.

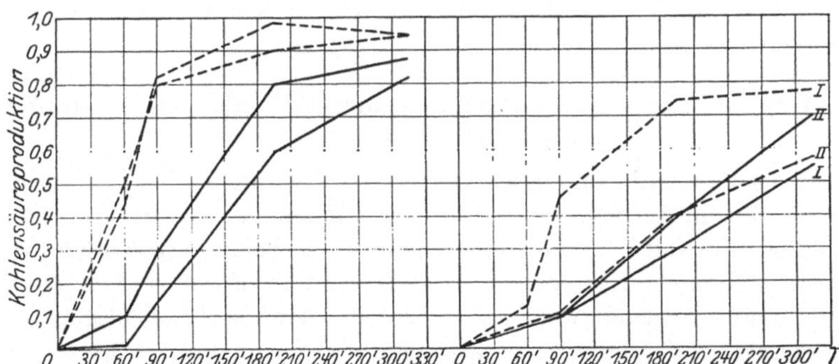


Abb. 37. Links: Gärung in physiologischer Salzlösung und Normalserum. Gebrochene Linie: Preßhefe; gerade Linie: Bierhefe; Rechts: I Wirkung von Antibierhefeserum; II Wirkung von Antipreßhefeserum.

Es ist nun mit Rücksicht auf die kräftige fermentative Natur der meisten als Antigen benutzten Mikroorganismen durchaus nicht unmöglich, daß sich in den Immunsera erhebliche Mengen antiglykolytischer Stoffe befunden haben. Übrigens befinden sich laut den Untersuchungen Eulers schon in normalen Hefemacerationen Stoffe, welche die Gärung beträchtlich verzögern können.

Es schien daher wohl erwünscht zu sein, ein solches Immunserum auf sein erhöhtes antiglykolytisches Vermögen hin zu untersuchen.

Einige Kaninchen wurden mit einigen Hefearten (Bierhefe, Bäckerhefe) in steigender Dosis intraperitoneal immunisiert. Die Hefe wurde injiziert, nachdem sie 1 Stunde in einer Zuckerlösung gegärt hatte.

Nach 4—6 Wochen zeigten die gewonnenen Sera in der Tat antifermentative Eigenschaften, d. h. die Gärung war nach Kontakt mit diesen Sera erheblich verzögert. Beigehende Kurven geben hiervon ein Bild. Man sieht hierbei gleichzeitig, daß die Sera am stärksten gegenüber dem eigenen Antigen wirken, aber daß sie ohne jede Frage heterolog wirksam sind, also im allgemeinen antifermentativ.

Übrigens ist von einer Beschädigung (Lysis oder Agglutination) der im Versuch angewandten Hefezellen nichts zu beobachten.

Untersuchen wir nun bei unserem Prüfungsobjekt (der Niere), ob nun in der Tat auch durch das Immunserum die Glykolyse noch weiter herabgesetzt ist als schon mit normalem Serum geschieht, dann zeigte sich in der Tat in einigen Versuchen vorläufig eine Abnahme der gebildeten Milchsäuremenge.

Tabelle 10.

| Gewebe | Serum | Aus Glucose geformte Milchsäure in ccm 1/200 N ausgedrückt | |
|---|---|---|---|
| | | I | II |
| Niere | Phys. NaCl-Lösung | 0,42 | 0,30 |
| | Normalserum . . | 0,84 | 0,74 |
| | Immunserum I. . | 0,51 | 0,47 |
| | Immunserum II . | 0,66 | 0,47 |
| | Serum einer pankreaslosen Katze. . . . . | 0,58 | |
| | Normalserum . . | 0,85 | |

Die Annahme, daß in dem Serum ein Stoff, wahrscheinlich hormonalen Ursprungs vorhanden ist, der den Umfang der Glykolyse beherrscht und unter verschiedenen Umständen modifikationsfähig ist, gewinnt also sehr an Wahrscheinlichkeit.

## B. Das lytische und schützende Prinzip Freunds und Kaminers und die Biochemie desselben.

Die Arbeit Freunds und Kaminers ist im vorstehenden bereits mehrmals angeführt. Obwohl die sog. „cytolytische Reaktion“ Freunds und Kaminers ausschließlich und mit Unrecht als Diagnostikum bekannt geworden ist, haben diese Untersuchungen doch eine viel umfassendere Bedeutung, auch für eine künftige Therapie, welche zweifelsohne dieselbe wird berücksichtigen müssen.

Sonderbar ist, daß all die Untersuchungen Freunds und Kaminers so wenig kontrolliert sind, ausgenommen dann gerade die diagnostische Cytolysis, welche ein verhältnismäßig nicht wesentlicher Unterteil ist. Studien aus meinem Laboratorium können auch die anderen Resultate Freunds und Kaminers im allgemeinen bestätigen.

Kurz zusammengefaßt stellten Freund und Kaminer sich zum Ziel, das Wesen der bestehenden oder nicht bestehenden Carcinomdisposition oder -prädisposition zu studieren. Denn, sagen sie, zugegeben, daß alle Reize, welche die moderne experimentelle Krebsuntersuchung für die Erzeugung dieses Prozesses als wirksam kennengelernt hat, von Bedeutung sind (Parasiten, Strahlen, Teer), ihre Wirksamkeit äußert sich immer nur bei einem bestimmten Prozentsatz von Individuen in Rasse oder Gruppe.

Neben dem Faktor der Exposition muß also ein Problem von Disposition und Schutz liegen, und ohne diese wird niemals eine endgültig Abhilfe schaffende Carcinomtherapie denkbar sein.

Beide Faktoren glauben sie nachweisen und auf zwei chemische Gruppierungen zurückführen zu können.

I. Normales Blutserum, Extrakte von allen normalen Organen des Menschen, der Ratte oder Maus (insbesondere die Wirkung von Hautextrakten ist von uns untersucht, namentlich auch, weil an diesen der Einfluß carcinogener Reize am leichtesten untersucht werden kann (Teer, Strahlen), besitzt das Vermögen, Tumorzellen in vitro (übrigens auch in vivo) aufzulösen. Macht man eine Suspension intakter Tumorzellen in einer gut konservierenden Flüssigkeit, z. B. NaCl-Lösung mit 1 proz. $NaH_2PO_4$($p_H$ 5,4), eine Flüssigkeit, in der Tumorzellen sich sogar vermehren können[1]), und fügt man derselben in bestimmtem Verhältnis Serum normaler Individuen hinzu, dann werden, wie aus Zählungen hervorgeht, die Tumorzellen zu einem großen Teil aufgelöst (cytolytische Reaktion). Dasselbe nun gilt für Extrakte normaler Organe. Bei Zusatz von Hautextrakten der Ratte oder, wie bei meinen Versuchen, der Maus, in Teerperioden verschiedener Dauer, ist ebenfalls diese Lysis zu beobachten. Interessant ist die von uns gefundene Tatsache, daß kräftig sich vermehrende Tumorzellen in geringerem Grade von diesen Extrakten angegriffen werden. Übrigens muß die Rolle, welche das Fluornatrium in diesen Versuchen in vitro spielt, wo es als Antisepticum zugefügt wird, noch näher untersucht werden. Es ist selbstverständlich, daß auch die Art der zu lysierenden Tumorzellen eine Rolle spielt; das Leichenmaterial Freunds und Kaminers ist nicht mit Suspensionen transplantabler Carcinome zu vergleichen, und ebensowenig sind diese letzteren Suspensionen von Teercarcinomzellen gleichzusetzen.

Inzwischen ist die Tatsache im allgemeinen richtig. Man vergleiche z. B. nebenstehende Tabelle.

Tabelle 11.

| Suspension von Tumorzellen (Twortsches Carcinom) | Anzahl Zellen zu Anfang des Versuches | Idem nach 24 Stunden 37° |
|---|---|---|
| In Kontrollflüssigkeit . . | 180 | 175 |
| In normalem Serum . . | 244 | 125 |
| In Tumorserum . . . . | 295 | 302 |

Chemische Analyse führte nun Freund und Kaminer zu dem merkwürdigen Befund, daß dieser lytische Stoff in Äther löslich ist und repräsentiert wird durch die gesättigten Dicarbonsäuren, welche eine ungerade Anzahl $C_2H_4$-Gruppen zwischen den Carboxylgruppen besitzen. Dazu gehört in erster Linie Bernsteinsäure und auch deren höhere Homologe, die Korksäure und Dekamethylendicarbonsäure, welche die lytische Wirkung in noch stärkerem Grade besitzen. Bisher war in der Biologie eine besondere Funktion der $C_2H_4$-Gruppe unbekannt.

Der bewußte Stoff vom Succinattypus ist in großer Menge durch Ätherextraktion z. B. aus Pferdeserum zu erhalten. Von den normalen Organen scheint die Thymusdrüse den lytischen Stoff in der größten Menge zu enthalten. Auch von hier aus läßt sich also eine Brücke schlagen zwischen der Frequenz des Carcinoms, dem Alter und inneren Sekretionen.

Ein fernerer wesentlicher Befund ist der, daß dieser lytische Stoff verschwindet an Stellen, welche wiederholt von carcinogenen Reizen getroffen werden. Per-

[1]) Noch nicht veröffentlichte Untersuchungen.

sönlich können wir dies für die geteerte Mäusehaut bestätigen, im Gegensatz zu der normalen, welche deutlich lysierend wirkt. In Extrakten geteerter Häute (Freund und Kaminer vermelden dergleichen Effekte in bestrahlten Häuten, an den Rändern von Ulcera cruris) bleiben die normalen Tumorzellen ebenso unversehrt wie in der Kontrollflüssigkeit.

Dieser lytische Stoff fehlt ebenfalls in dem Serum von Krebskranken, auch in demjenigen von Mäusen mit spontanen Tumoren. Auf dieser Erscheinung beruht übrigens die diagnostische cytolytische Reaktion, die inzwischen aus naheliegenden Gründen keinen Eingang in die Klinik gefunden hat. Es ist sehr begreiflich und verdient in Hinblick auf den Zweck dieser therapeutischen Monographie in erster Linie unsere Aufmerksamkeit, daß Freund und Kaminer Ätherextrakt von normalem Pferdeserum zu therapeutischen Zwecken angewandt haben. Sie stellten Versuche mit solchen Präparaten auf die äußere Oberfläche carcinomatöser Ulcerationen an. Obwohl in einigen Fällen schnellere Epithelialisierung erreicht wurde, ward doch keine überzeugende therapeutische Wirkung festgestellt.

II. Die Ursache des Mißlingens wurde bald deutlich, als sich zeigte, daß im Organismus der zu Carcinom Disponierten nicht nur lytische Faktoren fehlten, sondern auch, daß dort Stoffe vorhanden sein mußten, welche die Carcinomzellen schützen. Dies zeigte sich besonders daraus, daß das Serum von Tumorkranken nicht nur nicht lytisch wirkt, sondern auch imstande ist, bei Zusatz zu normalem Serum die lytische Wirkung des letzteren zu neutralisieren.

Auch diese antilytischen resp. schützenden Stoffe haben eine bestimmte chemische Charakteristik, und zwar sind es ungesättigte Dicarbonsäuren, bei denen die Carboxylgruppen an dasselbe C-Atom gebunden sind und sterisch in derselben Ebene liegen. So wirkt Maleinsäure schützend, im Gegensatz zu Fumarsäure. Dies gilt auch für die höheren Homologe, z. B. für die 4 Isomere der Brenzweinsäure.

Vermischt man nun den lytischen Faktor mit solchen Komplexen, dann bleibt die Lysis vollkommen aus, ja es bestehen sogar Gründe, anzunehmen, daß in einem solchen Milieu die Tumorzellen sich vermehren können, d. h. sie können ihre Körpersubstanz aus derartigen eigentümlichen Komplexen aufbauen.

Interessant ist in bezug hierauf ein Versuch, in welchem unabsichtlich das fermenthemmende Fluornatrium weggelassen war. In dem Milieu mit dem Hautextrakt fand eine sehr deutliche Zellenvermehrung statt, viel stärker als in der Kontrollflüssigkeit allein; die lebenskräftigen Tumorzellen konnten hier den lytischen Stoff neutralisieren und wahrscheinlich fermentativ aus dem Eiweißkomplex die pathologische Substanz aufbauen.

Die Trübungen, die nach Freund und Kaminer in Gemischen von Tumorsuspensionen mit Kohlenhydrat und pathologischer Substanz entstehen, weisen auf spezifische Adsorptionsprozesse hin, welche von den Autoren als Formen von Aufbau betrachtet werden. Diese Auffassung ist jedoch mindestens sehr diskutabel. Wie dem auch sei, dem Eindruck, daß hier eine fundamentale Erscheinung entdeckt ist, kann man sich nicht entziehen. Darauf deutet auch z. B. der Einfluß hin, den Einwirkung von Röntgenstrahlen auf die Erscheinung der Cytolyse hat.

Freund und Kaminer gaben an, daß „toxische"[1]) Bestrahlung das lytische Prinzip zerstört; in einer Serie Versuche konnten wir feststellen, daß dieser Zerstörung eine sehr deutliche Aktivierung vorangeht.

[1]) Leider fehlen hier genaue quantitative Angaben.

Tabelle 12. Einfluß von Röntgenstrahlen auf die Cytolysis.

| | Anzahl Zellen zu Beginn | Idem nach 24 Stunden |
|---|---|---|
| Extrakt aus normaler Mäusehaut | 256 | 225 |
| idem bestrahlt (4—6 Stunden) | 244 | 125 |
| Focusabstand 20 c M., Spannung: 180 K. V., Stromstärke: 2 M. A. } Dosierung | | |

Es ist selbstredend, daß Freund und Kaminer nach ihrer Demonstration dieses schützenden Stoffes versuchten, denselben in vivo zu neutralisieren. Sie suchten dies durch Herstellung eines Immunserums gegen diesen pathologischen Komplex zu erreichen. Obwohl in einem solchen Serum die lytische Wirkung ungefähr 300 mal verstärkt ist, läßt sich doch keine praktische therapeutische Wirkung desselben feststellen. Dieser Weg erwies sich also auch als aussichtslos.

Um so interessanter waren ihre Nachforschungen, um zu ermitteln, wo dieser schützende Stoff im Organismus entsteht. Die Bildung desselben ist nämlich keine Folge des Bestehens eines Tumorprozesses, sondern geht demselben vorher. Freund und Kaminer glauben nachgewiesen zu haben, daß der pathologische Stoff im Darm gebildet wird, und zwar im Zwölffingerdarm; Kochsäfte des Duodenuminhaltes von Tumorkranken, auch mit Tumoren außerhalb des Darmkanals, erwiesen sich als imstande, den lytischen Stoff unwirksam zu machen und mit Glykogen und Tumorextrakten spezifische Niederschläge zu ergeben.

Ließen sie nun Darminhalt von Tumorkranken mit Nahrungsmitteln der drei Kategorien Kohlenhydrate, Eiweiße und Fette in Kontakt, dann zeigte sich, daß der Stoff ausschließlich aus bestimmten Fettarten entstand. Palmitin, Eidotter, Milchfett, Butter ergaben in Kontakt mit Dünndarmdekokten oder frischen Faeces von Tumorpatienten den bewußten Stoff in großer Menge, im Gegensatz zu normalen Faeces.

Und dies ist schließlich das überraschendste Ergebnis der Untersuchungen Freunds und Kaminers. Sucht man, wenn wenigstens vorläufig die Richtigkeit ihrer Befunde akzeptiert wird, nach einer Erklärung für dieselben, so kann man sich den Vorgang nicht anders denken, als daß der bewußte schützende Stoff unter Einfluß der Darmfermente aus den Phosphatiden der Milchfette abgespalten wird.

Da nun hauptsächlich der Inhalt des Duodenums aktiv ist, liegt es sehr nahe, auch hier wieder an den Einfluß des Pankreasfermentes, das seine Lipase in den Darm ausscheidet, zu lenken. Da jedoch auch der Kochextrakt in dieser Hinsicht wirksam ist, geht es nicht an, das eigentliche Ferment als qualitativ verändert zu betrachten. Vielmehr muß an eine Veränderung des Pankreaskofermentes oder an Kinase gedacht werden, eine Auffassung, die im Lichte der modernen Untersuchungen durchaus nicht unwahrscheinlich ist.

So ist z. B. aus den Untersuchungen Ronas und seiner Schule die verschiedene Unempfindlichkeit der verschiedenen Organlipasen gegenüber besonderen Giften (Atoxyl, Chinin, FlNa) bekannt. Indessen scheinen die Untersuchungen Willstätters nachzuweisen, daß die individuelle Empfindlichkeit viel eher den zugehörigen Aktivatoren als den eigentlichen Organfermenten zuzuschreiben ist und also eigentlich jene besondere Individualität der lipatischen Fermente eher auf ihren Kofermenten beruht. Auf diese Weise würde ein besonderes Verhalten von Kochextrakt aus pathologischen Därmen gegenüber normalen seine Erklärung finden können.

Die nächste Stufe, die also zu tun übrigbleibt, ist, in der Tat die Hypothese nachzuprüfen, daß das System Aktivator-Lipase (entweder normal oder pathologisch) tatsächlich für den

Schutz gegenüber der normalen Cytolysis verantwortlich ist. Es wäre dann eine Versuchsreihe anzustellen, wobei sich zeigen müßte, ob durch Hinzufügung dieses Aktivators eine Suspension von Carcinomzellen vor Lysis geschützt werden kann. In diesem Zusammenhang ist es auch von Interesse zu wissen, daß in Tumoren und Geweben die Lipolyse im allgemeinen im umgekehrt proportionalen Verhältnis zur Glykolyse steht.

Wir sind ausführlich auf die Arbeit Freunds und Kaminers eingegangen, nicht, weil die direkten therapeutischen Konsequenzen derselben so wesentlich sind, sondern namentlich, weil sie wichtige biochemische Tatsachen für zukünftiges Studium verschafft, ohne deren Kenntnis eine Carcinomtherapie wenig Aussichten bietet.

Doch glauben Freund und Kaminer, daß schon jetzt aus diesen bekannten Tatsachen praktischer Nutzen zu ziehen ist. Sie weisen mit Nachdruck auf den Umstand hin, daß der antilytische Faktor aus bestimmten Fettgruppen entsteht und glauben daher, daß die Diät der Tumorkranken derart wird geändert werden müssen, daß durch das Entziehen dieser Nahrungsmittel aus der Nahrung der bestimmte Carcinomstoff nicht mehr oder in geringerem Maße gebildet werden kann. Dies führt uns von selbst auf die Diät der Tumorpatienten, bezüglich deren bis jetzt noch keine deutlichen rationellen Anhaltspunkte bestehen. Es sei nur daran erinnert, daß die allgemeine landläufige Auffassung übermäßiger Ernährung im allgemeinen einen schädlichen Einfluß auf die Genese des Prozesses zuschreibt.

Deutliche Prinzipien hat auch die Diätforschung nicht ergeben. Insbesondere ist der Einfluß von Zufuhr bestimmter Salze (Ca, Mg, K) untersucht und von den gewöhnlichen Nahrungsmitteln hauptsächlich derjenige der Kohlenhydrate (Beebe und van Alstyne, Händel und Tadenuma.)

Es scheint, daß reichliche Zufuhr von Kohlenhydraten das Entstehen des Teercarcinoms begünstigt (Rondoni); aber die Rassenpathologie zeigt, daß in der ganzen Welt, unter den verschiedensten Alimentationsverhältnissen, maligne Tumoren vertreten sind.

Wenn dieser Einfluß denn auch besteht, so muß derselbe doch gewiß von sekundärer Bedeutung sein.

## C. Immun-Biologie (passive und aktive Immunisierung).

Es liegt auf der Hand, daß schon bald nach dem Anbruch der bakteriologischen Ära die Methoden dieser Wissenschaft der Carcinomtherapie dienstbar gemacht wurden.

Es hat keinen Zweck, hier alle vergeblichen Versuche aufzuzählen, welche in dieser Richtung unternommen sind, seit Richet und Héricourt 1895 einen Anfang damit machten. Für die historische Übersicht sei nach dem Werke Wolffs verwiesen.

Inzwischen sind einige neue Arbeiten auf diesem Gebiet erschienen, welche die Aufmerksamkeit verdienen, während schließlich die Wirksamkeit einiger Serumtherapien doch (von unseren stets durchgeführten Gesichtspunkten aus) erklärt werden muß. Man kann doch nicht annehmen, daß alle proklamierten günstigen Wirkungen auf Phantasie beruht haben; im Gegenteil, es ist wahrscheinlich, daß es auch in dieser Materie unserem Mangel an Einblick in einige wesentliche Punkte zuzuschreiben ist, daß die richtige Behandlungsweise nicht stabilisiert werden kann und daß hierdurch die sehr ungleichen Resultate erklärt werden müssen.

### 1. Passive Immunisierung.

Beginnen wir mit der passiven Immunisierung, so lassen sich dabei drei Ausgangspunkte unterscheiden:

1. Antivirusserum. Ausgangspunkt: ätiologische Bedeutung einer bestimmten Mikrobe.
2. Antiepithelserum: Antistoffe gegen einen bestimmten Zelltypus.
3. Antitumorserum: Bereitung von Antikörpern gegen einen bestimmte Tumorart.

Schließlich war die Bereitung des Serums dieselbe: das Serum liefernde Tier wurde mit Tumor oder Tumorprodukten injiziert.

Ad 1. Noch immer führt die Virustheorie einen hartnäckigen Kampf, wenn auch das infizierende Agens hier je länger je mehr in Gebiete kleinerer Dimensionen verlegt wird (Gye), nachdem es alle Stadien von Bakterien, Protozoen, filtrierbaren Virusarten durchlaufen hat. Solange nicht ein festes spezifisches Agens für jede Tumorform nachgewiesen ist, ist natürlich eine exakte experimentelle Bearbeitung dieses Problems ausgeschlossen. Dies schließt nicht aus, daß einige Serumexperimente gewiß unsere Aufmerksamkeit verdienen, weil sie aus biochemischen Gründen, die in den vorhergehenden Kapiteln behandelt sind, einige plausible Erfolgsmöglichkeiten in sich schließen. Leider entstammen sie einer Zeit, als noch kein experimenteller Tierkrebs bestand und Versuche betreffs ihrer kurativen Wirkung ausschließlich an den heterogensten menschlichen Tumorformen vorgenommen werden mußten; naturgemäß fehlte ebenfalls eine biochemische Eichung, weil über den Stoffwechsel der Tumorzelle damals noch weniger bekannt war wie heute.

Jedoch haben die Mitteilungen über Antitumorsera, welche bei Tieren durch Einspritzung von Hypomyceten und Hefezellen erhalten wurden, eine gewisse historische Bedeutung, sowie diejenigen Bordone-Uffreduzzis, Sanfelices und auch das 1901 von Wlaeff angewandte Serum. Wlaeff proklamierte, daß sein bei Enten durch Inokulation mit Blastomyceten (de Backer) entstandenes Serum antitumoral wirksam sei. Es sollte Hefezellen agglutinieren (was ich in Experimenten habe bestätigen können) und töten. Im Lichte nun der Auffassung der Tumorzellen als eine fermentierende Einheit, die in den vorigen Seiten ausführlich dargelegt wurde, ist es durchaus nicht unmöglich, daß sich in dergleichen Antisera Stoffe befunden haben, die eine antiglykolytische Wirkung entfalteten und dadurch lokal auf das Tumorwachstum einen namhaften hemmenden Einfluß ausgeübt haben.

Ebensogut wie sich in Hefesuspensionen Stoffe befinden (Euler, eigene Untersuchungen), welche den Gärungsprozeß erheblich verzögern können, lassen sich derartige Stoffe künstlich in Immunsera erzeugen. Dies gilt ebenfalls für alle mit Bakterien als Antigen entstandene Stoffe. Die meisten derselben bilden nämlich sehr aktive zuckerspaltende Fermente, gegen welche Antifermente möglich sind.

Denken wir dann noch an die Tatsache, daß jedes fremde frische Serum lytische Eigenschaften in bezug auf fremde Tumorzellen hat, dann ist der Erfolg einiger älterer Serumtherapien genügend erklärt.

Gegen einen definitiven Wert solcher Sera spricht jedoch bereits der Umstand, daß sie nicht mehr angewandt werden.

Ad 2. Dasselbe gilt für die nach den beiden anderen Prinzipien bereiteten Sera. Die Antiepithelsera (v. Dungern) haben sich gar nicht behaupten können. 1918—1919 hat Abderhalden auf Grund seiner Theorie der Abwehrfermente einen großzügig angestellten Versuch gemacht, gegen Tumoren und Gewebe verschiedener Herkunft Sera zu bereiten. In diesen Sera wurde die erwartete Wirksamkeit an Hand des Gehaltes an Abbaufermenten bestimmt. Trotzdem diese in verschiedenen Spezimina in bedeutender Menge vorhanden waren, ergab die Anwendung in der Klinik keine wesentlichen Resultate.

Übrigens sind über das Vorkommen von Abwehrfermenten im Blut bei Krebskranken die Meinungen noch sehr geteilt. In der letzten Zeit ist das allgemeine Urteil auf Grund der mit standardisierten Antigenen und der interferometrischen Bestimmungsmethode erhaltenen Ergebnisse etwas günstiger geworden.

Zu derselben Gruppe wie die Antigewebefermentesera gehört wahrscheinlich das Serum, welches als „Tumorzidin" in den Handel kommt und ein Antiserum gegen multiple Organe innerer Sekretion, hauptsächlich der Geschlechtsdrüsen, ist.

Anwendung im Tierexperiment, in diesem Fall beim Teercarcinom, ergab, daß vielleicht eine geringe Vertrocknung des Hautprozesses beobachtet werden kann; aber daß der Prozeß im allgemeinen gewiß nicht gehemmt oder verzögert werden konnte.

Klinische Untersuchung führte zu divergierenden Urteilen.

Ad 3. Mehr Aufmerksamkeit als dergleichen allgemein kurative Sera verdienen die Versuche, in denen der Einfluß eines bestimmten Serums auf eine definierte Tumorart beim Versuchstier (Tiertumor) bis in Einzelheiten untersucht ist.

Man muß zu der Überzeugung gelangen, daß neben einem, allen Sera eigenen günstigen Einfluß gleichzeitig eine spezifische Komponente nicht fehlen darf. Von Clowes und Gaylord sind seinerzeit wirksame Homologsera bei Mäusen gegen Impftumoren bereitet.

In seinen Studien über das Bereiten von Antisera gegen unbekannte Virusarten entwickelte Rous eine neue Technik, nämlich die Verwendung des Organs, in welchem das Virus vorkommt, als Antigen, während danach das erhaltene Serum durch Kontakt mit den Blutzellen des Tieres, welches das Antigen lieferte, längs dem Wege der Absorption von nicht spezifischen Immunkörpern (Hämolysinen u. a.), welche den Versuch stören könnten, befreit wird. Auf diese Weise konnte Rous ein Immunserum gegen das Hühnersarkom bereiten, welches gegenüber der Einspritzung von Filtrat desselben schützend wirkte, jedoch das Angehen eines Tumors nach Implantierung eines Stückchens nicht zu verhindern vermochte.

Übrigens ist doch auch, gerade beim Rousschen Sarkom, die Wirkung eines solchen Antiserums ein Rätsel. A. Fischer beschrieb die Kulturen in vitro von einem Stückchen Rous-Gewebe im Plasma eines mehrere Male mit negativem Resultat geimpften Huhnes. Die Rous-Fibroblasten entwickelten sich völlig regelmäßig, und noch nach mehreren Generationen konnte kein einziger Unterschied in dem Tumorgewebe beobachtet werden. Es erwies sich auch noch stets als überimpfbar.

Wie bereits in der Einleitung gesagt und wie immer wiederholt werden muß, fehlen hier unentbehrliche Kettenglieder zwischen allen diesen Tatsachen von essentieller Bedeutung.

Daß es möglich sein muß, unter einigen Bedingungen Antitumorsera zu bereiten, lehren uns auch die rezenten Versuche Lumsdens. Er wählte als Studiumobjekt das bekannte Jensen-Sarkom, einen bei der Ratte seit Jahren gut bekannten Tumor.

Injizierte er nun Kaninchen viele Male intraperitoneal mit sehr fein zerschnittener Emulsion dieses Sarkoms, so entstanden zweifellos gegen dieses bestimmte Sarkom gerichtete Antikörper. Vorher hatte Entgiftung nach der Rousschen Absorptionstechnik stattgefunden.

Um die Regression des Tumors deutlich beweisen zu können und gleichzeitig, um eine intensivere Lokalwirkung des Serums herbeizuführen[1]), wurde nicht wie gewöhnlich in der Achsel, sondern auf dem Fuß geimpft. Das Serum ward dann zirkulär um den Fuß eingespritzt und der Abfluß der Lymphe durch leichte Umschnürung verhindert.

Das Verfahren ist an sich anfechtbar, weil hier außer der Serumeinwirkung ein mechanischer Faktor, welcher die Ernährung der Zellen beeinträchtigt, Anwendung fand. Wir brauchen nur daran zu erinnern, daß es möglich ist, Impftumoren durch wiederholten Druck zum Verschwinden zu bringen. Aber wir wollen für den Augenblick die Serumwirkung akzeptieren. Dann sind noch einige andere wesentliche Besonderheiten vorhanden.

Das Wichtigste ist wohl, daß bei doppelseitiger Impfung des Sarkoms und Verschwinden des Tumors an der einen Seite unter Einfluß des Serums, auch der Tumor an der anderen Seite in Regression überging; beim Absterben des ersten Tumors müssen also Stoffe freigekommen sein, welche entweder direkt auf den zweiten Tumor, oder was wahrscheinlicher ist, via eine Körperreaktion eingewirkt haben.

So bietet diese Form von Serumtherapie einen unmittelbaren Übergang zu den Versuchen zu aktiver Tumorimmunisierung.

Aus dem Obenstehenden erhellt deutlich, daß von einer klinisch anwendbaren Serumtherapie keine Rede ist, obwohl ohne jede Frage Elemente hierzu vorhanden sind.

### 2. Aktive Immunisierung.

Aktive Immunisierung ist eigentlich das Ideal, welches immer am meisten seit der Ära der experimentellen Krebsforschung dem Geiste der Untersucher vorgeschwebt hat und sogar jetzt kann man noch sagen, daß, wenn auch die anderen therapeutischen Methoden sich in einem viel fortgeschritteneren Stadium befänden als jetzt, wohl immer ihre Wirkung durch irgendeine Methode aktiver Immunisierung vervollständigt werden müßten. Es ist nur die Frage, wie eine solche Immunisierung sich erreichen läßt. Daß sie besteht, ist gewiß; aber worauf sie beruht, ist ein Rätsel.

Für denjenigen, der sich auf den parasitären Standpunkt stellt, ist die Antwort nicht schwer; denn hier wird die Analogie mit Immunisierung gegen andere Infektionskrankheiten durchgeführt. Zahlreich sind denn auch die Immunisie-

[1]) Gewöhnliche subcutane Injektion ist ohne Wirkung.

rungsmethoden mit Bakterien, Pilzen, Protozoen, Kulturen und Filtraten schon seit dem ersten Beginn der experimentellen Krebsforschung. Von diesen Methoden haben Einige historische Bedeutung erlangt; die Antimeristembehandlung Schmidts, welche kurz eigentlich doch nichts anderes als eine Vaccinetherapie ist (Kulturen von aus Tumoren gezüchteter Pilze), die Coleysche Vaccinbehandlung (Erysipelaskokken + Bac. prodigiosus), und die eigentlichen Erysipelasimpfungen. Man kann ruhig sagen, daß jeder Forscher, der eine bestimmte Virusart als ätiologisches Moment angab, darauf ein immunisierendes System aufgebaut hat. Das rezenteste Beispiel hierfür ist noch die Bereitung des „Antitoxins" seitens Glover, Scott, Loudon, aus einem laut ihrer Angabe sowohl aus dem Rous-Sarkom als aus menschlichen und Tiertumoren züchtbaren grampositiven Mikroorganismus, der eine große Polymorphie aufweist und ebenfalls ein filtrierbares Stadium durchmacht. Auch Gye scheint mit dem von ihm aus Tumoren gezüchteten filtrierbaren, in Bouillon züchtbaren Virus Immunisierungsversuche zu bezwecken.

Bis jetzt hat keine dieser Methoden dauernden Erfolg buchen können, und man fragt sich, warum denn auch bei der Inokulation mit transplantablen Tumoren, die denn doch gewiß ein hypothetisches Virus beherbergen müssen, die Verhältnisse noch so wenig einfach und überzeugend sind.

Der Weg, den die historische Entwicklung der experimentellen Forschung bezüglich der Immunisierung gegen Tumorzellenmaterial genommen hat, ist doch bei weitem kein gerader gewesen, seit Ehrlich im Jahre 1906 seine Versuche über aktive Immunisierung demonstrierte. Während Ehrlich 1906 noch glaubte, daß er imstande war, in 64% der Fälle Mäuse gegen hochvirulente transplantable Carcinome durch Vorimpfung mit Material, welches spontanen Mäusegeschwülsten entstammte, zu immunisieren, gelangt Wood 1925 auf Grund eines großen Beobachtungsmaterials im Laufe von 10 Jahren zu dem Ergebnis, daß das Bestehen einer Tumorvaccinimmunität nicht bewiesen ist.

Dieser Schluß jedoch, wie schön und exakt derselbe auch begründet zu sein scheint, wird niemand überzeugen, der sich intensiv mit Tumortransplantationen beschäftigt hat.

In diesem Intervall von 17 Jahren liegen die großzügigen Versuche der Engländer (Immunisierung mit embryonalen Organen, Haut, Blut, Eiweiß), denen die Periode der Autolysattherapie (Blumenthal, Fichera, Bosch) folgte, und welche eingehend analysiert werden müssen. Die neuere Zeit brachte neue Auffassungen, welche das Problem dieser Immunisierung in ein ganz anderes Gebiet als dasjenige der Immunitätslehre verlegten; und zwar wurde ein neues Gebiet erschlossen, nämlich dasjenige der Wachstumsbiologie.

Man muß dabei zunächst gut unterscheiden zwischen experimenteller Arbeit, wobei, wie Ehrlich dies zuerst tat, emulgiertes Gewebe eingeführt wurde und solcher, wobei mit Hilfe von Extrakten und Autolysaten eine Tumorimmunität erstrebt ward, wie Leyden und Blumenthal dies zuerst versuchten. Eine therapeutische Anwendung der intravenösen Injektion mit lebendem Tumormaterial beim Menschen, wie dies von einigen Klinikern (Delbet) versucht war, erwies sich doch als viel zu gefährlich. Daher ward probiert, das wirksame immunisierende Prinzip längs chemischem Wege aus dem Tumor zu erhalten. Die am wenigsten Gefahr bietende, aber auch unübersichtlichste Weise, dies zu erreichen, war diejenige der Autolyse. Steril entnommenes Tumormaterial wurde unter sterilen Verhältnissen mehrere Tage und länger bei 37° in einer physiologischen Flüssigkeit stehengelassen, danach filtriert und periodenweise bei den betreffenden Patienten eingespritzt. Fragslos sind längs diesem Wege wohl einige gute Resultate erreicht (Lewin). Auch das Antoni van Leeuwenhoekhuis verfügt über einige Fälle von Ovarialcarcinom, in denen nach einer Autolysatbehandlung während 7 Jahren Rezidive ausgeblieben sind. Aber durch die Verschiedenartigkeit der Bedingungen der Autolysatbereitung entsteht notwendigerweise eine solche Mannigfaltigkeit chemischer Stoffe, daß von irgendwelcher Uniformität der Ergebnisse keine Rede sein kann. Man denke nur an die durch den Einfluß von Zeit, H'Ionenkonzentration und die Art der Geschwulst verursachten Unterschiede.

Und daß unter nicht vollkommen definierten Bedingungen kein oder sogar ein entgegengesetztes Resultat auftreten kann, beweisen auch andere Untersuchungen, welche sich zeitlich unmittelbar den Ehrlichschen anschließen. Es zeigte sich nämlich schon bald (Bashford, Murray und Haaland 1908), daß durch vorhergehende Einspritzung mit Tumormaterial und sogar normaler Organe sowohl Immunität als erhöhte Disposition für eine nachfolgende Tumorimplantation erzielt werden konnte. Insbesondere erwies sich embryonale Haut in immunisatorischer Hinsicht von Wichtigkeit (übrigens war schon seitens Fichera die Bedeutung der Injektion von Extrakten embryonaler Gewebe betont worden).

Auf die ersten Untersuchungen der Engländer folgten Mitteilungen Haalands (1910) und die verfeinerten Autolysemethoden Carrels und Drews, welche bei ihren Methoden mit Kulturen in vitro fanden, daß in Extrakten und Autolysaten von Tumoren, embryonalem und lymphoidem Gewebe kräftige wachstumsfördernde Stoffe vorhanden sind.

Das Problem der Tumorimmunisierung auch durch Tumorautolysate ist also sehr kompliziert, und wir dürfen daher eine rezente Behandlung des Problems seitens Chambers und Scott nicht anders als aufs freudigste begrüßen. Sie schließen aus ihrer Analyse des Immunitätsproblems gegenüber dem Jensenschen Rattensarkom, daß beim Autolysieren eines Tumors 2 Substanzen, die eine wachstumfördernd, die andere immunisierend in ungleichen Zeitpunkten in der Flüssigkeit entstehen. Meistens jedoch wird die Wirkung des immunisierenden Stoffes durch die aktivierende Substanz überdeckt; vielleicht wäre es noch besser, die Möglichkeit zu erwägen, daß ein bestimmter Körper sekundär von schützendem in sensibilisierendes Prinzip übergeht.

Wie dem auch sei: die Wirkung des sensibilisierenden Stoffes im Autolysat ist in die Augen springend; als Beispiel diene nachstehende Tabelle, welche die

Tabelle 13.

| | Anzahl Ratten | Tage nach der Inokulation | | | | | |
|---|---|---|---|---|---|---|---|
| | | 7 | 11 | 15 | 18 | 22 | 24 |
| Durchschnittliches Volumen der Tumoren in Kubikzentimetern bei: | | | | | | | |
| Kontrolltieren | 30 | 0,12 | 0,29 | 0,96 | 1,91 | 4,31 | 6,50 |
| Versuchstieren: | | | | | | | |
| 1 mal injiziert | 8 | 0,13 | 0,37 | 1,88 | 5,02 | 11,5 | 20,2 |
| idem 2 mal injiziert | 13 | 0,16 | 0,52 | 3,10 | 7,77 | 18,3 | 29,4 |

Tumorvolumina von Ratten angibt, welche erst mit Autolysat behandelt und danach an der anderen Seite mit Sarkom inokuliert wurden, im Vergleich zu den Tumorvolumina bei Kontrolltieren.

Es sind nun einige Eigenschaften dieses sensibilisierenden oder besser aktivierenden Stoffes bekannt geworden, welche ihn in engen Zusammenhang mit den Aktivatoren der Glykolyse bringen, wie wir dieselben im chemischen Teil behandelt haben. Der Stoff ist nämlich thermostabil, entwickelt sich überwiegend in anaeroben Verhältnissen und wird in seinem Entstehen erheblich durch Serum gehemmt; alle drei Eigenschaften, welche wir bei der Besprechung der Glykolyse angetroffen haben.

Chambers und Scott gehen weiter und meinen sogar, daß es dieser thermostabile aktivierende Stoff ist, den Gye für das unspezifische Tumorvirus hält. Die spontane Zunahme desselben braucht nicht dagegen zu sprechen, weil aus der Biologie Versuche mit der Enterokinase von Pankreasferment bekannt sind, bei denen unter besonderen Bedingungen (z. B. bei einer Temperatur von 0 °) eine spontane Generation in Serie von Kinase stattfindet (Delezenne). (Siehe dazu auch Seite 58).

Kehren wir nunmehr zu unserer Immunisierung mit lebenden Implantaten zurück. Die 1906 von Ehrlich beschriebene Tatsache, daß Mäuse, die eine Impfung mit lebendem Tumor mit negativem Erfolg durchstanden haben, in 63 bis 90% für eine nachfolgende Impfung mit transplantablem Tumor immun sind, ist auch jetzt noch gültig, wenn auch der Prozentsatz niedriger geschätzt werden muß. Namentlich Caspari hat sich große Mühe gegeben, dieses Problem von allen Seiten zu beleuchten. Wahrscheinlich ist in erster Linie, daß der geringere Erfolg von heutzutage auf der größeren Virulenz unserer transplantablen Tumoren beruht.

Ferner ist es auch sehr wahrscheinlich geworden, und dies in scheinbarem Widerspruch zu den Resultaten der englischen Forscher (Murray, Bashford, Haaland), daß in der Tat hier auch die Rede ist von Panimmunität, m. a. W., daß von Spezifität der Immunität gegenüber einer bestimmten Tumorart keine Rede ist und diese nur dadurch zustande kommt, daß Unterschiede in Virulenz zwischen beiden geimpften Tumorarten bestehen. Wenn z. B. mit Sarkom vorbehandelt ist und sowohl mit Carcinom als mit Sarkom (von denen das Carcinom das virulentere ist) nachgeimpft wird, dann kann eine scheinbare spezifische Immunität gegenüber Sarkom simuliert werden, die aber nach Vorbehandlung mit Carcinom fehlt.

Der allerwichtigste und wesentlichste Faktor der immunisierenden Wirkung einer vorhergehenden Gewebsimplantation muß denn auch darin gesehen werden, daß junges, lebenskräftiges Gewebe im Körper des Wirtes zugrunde geht. Dieses junge lebenskräftige Gewebe kann Tumor sein, es kann embryonale Haut sein (Murray); es kann sogar die Resorption eigner Haut sein; das Hauptmoment kommt in dem vorhergehenden Satz zum Ausdruck. Und da uns kein lebenskräftigeres und schneller wachsendes Gewebe als Tumorgewebe bekannt ist, besitzt dieses das immunisierende Vermögen in stärkstem Grade.

Sogar können einfache Hautskarifikationen und Bestreichen mit an sich nicht immunisierendem Tumorextrakt erhebliche Immunität bewirken.

Alle Faktoren denn auch, welche die immunisierenden Zellen in ihrer Vitalität schädigen, mögen es chemische Stoffe sein (Chloroform, Metallsalze, $H_2O_2$) oder physische Einwirkung (Bestrahlung Contamin, Wood), reduzieren oder zerstören sogar ihre immunisierende Wirkung. Das ist der m. E. sehr berechtigte Schluß, zu welchem Caspari gelangt. Wenn man dann dabei bedenkt, daß für die Klinik die Einspritzung mit voll virulenten Tumorzellen wegen der damit verbundenen Gefahr künstlicher Metastasierung nicht zulässig ist, so sind die Aussichten für eine solche Immunisierung nichts weniger als günstig.

An dieser Stelle ist auch wohl eine kurze Übersicht der modernsten Untersuchungen (1922—1925), welche mit deutschen und amerikanischen Namen verknüpft sind, angebracht. Caspari und namentlich auch Woglom weisen darauf hin, daß für diesbezügliche einwandfreie Schlußfolgerungen zwei unerläßliche Bedingungen erfüllt sein müssen, nämlich: 1. der Tumor, gegen den immunisiert wird, muß einen hohen Ausbeutungsprozentsatz haben (ungefähr 100%); 2. aber gleichzeitig muß eine sehr große Anzahl Versuchstiere dem Experiment unterworfen werden. Ist dies nicht der Fall, dann ist es sehr gut möglich, daß in kleinen Serien eine immunisierende Wirkung auffällt, während dies in großen Serien keineswegs beobachtet wird. Unter einer kleinen Gruppe versteht Wood z. B. eine Gruppe von 20 Versuchstieren.

So geht z. B. aus den Wood entlehnten Tabellen hervor, daß in einer Gesamtgruppe von 1369 Versuchstieren, welche mit verschieden lange bestrahltem Tumor inokuliert waren, bei 1194, d. h. 88%, bei einem zweiten Tumorimplantat mit demselben Tumor wieder Wachstum erfolgte. Ordnet man nun diese Gesamtzahl in Gruppen, und zwar in Reihenfolge der Bestrahlungsdauer, mit welcher das vorhergehende Tumorimplantat behandelt wurde, dann könnte es den Anschein haben, als ob in den Gruppen, welche mit am kürzesten bestrahltem Tumor inokuliert waren, wenigstens eine geringe Immunität bestände. Bringt man die Resultate jedoch in eine Kurve und zieht man darüber die normale Fluktuationslinie der Kontrollimpfungen mit demselben Tumor in derselben Periode, dann zeigt sich praktisch doch eigentlich kein einziger Unterschied.

Ein anderes Beispiel gibt eine Gruppe von 300 Ratten, welche mit bestrahltem Flexner-Jobling-Carcinom inokuliert wurden, das normalerweise einen Prozentsatz von 88 ergibt. Von diesen 300 Tieren überstanden 248 die doppelte Inokulation und von den letzteren entstand bei 228 (91%) ein zweiter Tumor.

Bei diesen Versuchen ist zu beachten, daß der Tumor durchschnittlich nach Strahleneinwirkung von etwa 180 Minuten getötet ist, wenigstens kein positives Impfresultat mehr ergibt.

Vergleichung also, und dies ist das Leitmotiv unserer ganzen Ausführungen, mit antigener Wirkung (heterologen Eiweißen), wie wir diese aus der allgemeinen Immunitätslehre kennen, läßt sich also keineswegs durchführen.

Übrigens verändert Bestrahlung von Bakterienstämmen oder Eiweißen nicht das geringste in ihren antigenen Eigenschaften (Chingson y Ling). Alle serologischen Immunitätskörper entwickeln sich quantitativ und qualitativ in derselben Weise.

Vollkommen dieselben Resultate ergeben die Detailversuche Casparis und seiner Mitarbeiter.

Geben wir z. B. ein Beispiel nach Caspari, so zeigt sich in einigen Versuchen nach Vorimpfung mit frischem Tumorgewebe (Carcinom oder Sarkom) eine absolute Immunität von 67—83%.

Vergleichen wir nun hiermit die Zahlen, die mit chemisch abgeschwächten Impfmaterial erhalten werden, dann sehen wir z. B. nach Einwirkung von $H_2O_2$ auf das Material nur eine relative Immunität von 55% und ein Angehen der zweiten Inokulation insgesamt in 91%.

Ein ähnliches Resultat ergaben die Versuche Ascolis mit Chloropentaminkobaltichlorid $(Co(NH_3)_5Cl)Cl_2$.

Dabei ist die entstandene Immunität um so geringer, je konzentrierter die Metallösung war, mit der das inokulierte Tumorgewebe behandelt wurde.

Aber in allen Fällen bleibt die Immunität weit hinter der mit frischem Gewebe erhaltenen zurück. Es werden nur absolute Immunitäten von 14—30% erreicht. Wir brauchen dieses Thema nicht weiter fortzusetzen; es ist kaum der Besprechung wert, daß im heutigen Stadium eine immunisierende Behandlung bei einem schon bestehenden Tumorprozeß, wenigstens im Tierexperiment, keine Rechtfertigung findet, obwohl es natürlich selbstverständlich ist, daß gerade dieses Problem in der menschlichen Praxis am meisten interessiert.

Es erhebt sich nun die Frage, auf welche Weise die Immunität durch Implantation wachsenden Gewebes zustande kommt. Offenbar ist die Immunität gegen den Stoffwechsel des zeitweilig weiterwachsenden und zunehmenden Gewebes gerichtet und wird sie durch denselben hervorgerufen. Und die Vorstellung ist nicht zu gewagt, daß die Reaktionen, welche sich zwischen dem Organismus einerseits und den Stoffwechselprodukten des Implantats anderseits abspielen, hauptsächlich im endokrinen System stattfinden.

Bei den Prozessen, welche sich gesetzmäßig bei der Entwicklung eines Organismus abspielen (etwas ganz anderes also als die Zersetzung einer toten Masse), kommt eine Reihe Stoffe frei, welche, ursprünglich auf Selbstregulierung des implantierten Systems gerichtet, bei Fehlen desselben ihren Einfluß besonders auf den beherbergenden Organismus geltend machen werden. In der Pathologie der Schwangerschaft kennt man den Einfluß von Ei-Einpflanzung und Ei-Entwicklung auf den mütterlichen Organismus, wo allerlei Reaktionen in der hormonalen Sphäre (Nebenniere, Schilddrüse, Hypophyse) hervorgerufen werden. In der Pflanzenphysiologie spricht man in Nachfolge Haberlandts von „Wundhormonen"; die Säfte aus einer Pflanzenwunde haben nämlich eine sehr deutlich reizende Zellwirkung auf die Umgebung.

Die Entwicklung eines neuen lebenden Systems wird in dem hormonalen System viel kräftigere Reaktionen erzeugen als dies je mit irgendeinem anderen aus Tumor bereiteten Produkt der Fall sein wird; und die positiven Wirkungen, welche man dann noch zuweilen nach Einspritzung eines Komplexes chemischer Tumorstoffe beobachtet hat, werden um so kräftiger gewesen sein, je größere Gebiete des endokrinen Systems diese Körper gereizt haben.

Wie und auf welche Weise diese Reaktionen im endokrinen System wirken, liegt im Dunkeln. Es ist zu vermuten, daß unter den mannigfachen Reaktionen stoffwechselhemmende Komponenten eine wesentliche Rolle spielen; denkbar ist z. B., daß der Organismus längs dem Wege des chromaffinen Systems antiglykolytische oder antiaktivierende Stoffe (siehe früher) produzieren kann.

Wenn die Meinung Freunds und Kaminers richtig ist, daß die Thymusdrüse der große Produzent der Lysine ist, dann läßt sich eine Reizung dieser

Thymusdrüse oder eines Äquivalentes denken; vielleicht ist auch der von Murphy so in den Vordergrund gestellte Einfluß des lymphocytären Systems und der lytischen Wirkung desselben in diesen Rahmen hineinzubringen.

Caspari faßt denn auch die immunisierende Wirkung des Tumorimplantats unter den Begriff der Einwirkung der aus dem Tumor entstandenen Nekrohormone zusammen.

Diese Vorstellung würde jedoch einen allzu hypothetischen Charakter haben, wenn nicht mehrere Argumente für den Einfluß des endokrinen Systems auf die Tumorentwicklung anzuführen wären. Es gibt einige Argumente unter den vielen, deren relativer Wert sich nicht leugnen läßt, wäre es auch nur der Einfluß des Altersfaktors. Es ist jedoch nicht angängig, alle diesbezüglichen Andeutungen aus der Literatur zu referieren. Es seien nur einige Argumente angeführt, welche hinreichend feststehen, um die Rolle der endokrinen Organe in der Tumorimmunität einigermaßen plausibel zu machen.

Es scheinen mir namentlich 3 Gruppen von Beobachtungen wichtig, die zwei ersten in bezug auf das spontane Mäusecarcinom, die letzte in bezug auf transplantiertes Carcinom.

A. Die Beobachtung Loebs, daß Mäuse aus einer Familie, in welcher das spontane Carcinom mit regelmäßiger Frequenz vorkommt (Loeb-Lathrop-Stamm) nach Kastration (Ovariotomie) keinen Tumor oder einen solchen in viel geringerem Grade aufweisen werden. Und dieser Unterschied ist um so größer, in einem je früheren Alter die Ovariotomie vorgenommen wurde.

Interessant ist, daß in der menschlichen Klinik von Bateson seinerzeit die Ovariotomie bei Mammacarcinom als Regel vorgeschlagen wurde und ziemlich verbreitet Anwendung gefunden hat.

B. Auf Grund einer hypothetischen Reizung des lymphoiden Systems ist in der Murphyschen Schule (von Nakahara) die Einspritzung mit ungesättigten Fettsäuren (Linolsäure, Oleaten) zur Verhütung von Rezidiv nach Exstirpation spontaner Geschwülste, wie es scheint mit gutem Erfolg angewandt. Ob die Erklärung der Wirkung via das Lymphoidsystem die richtige ist, muß jedoch noch dahingestellt bleiben. Es ist ja bekannt, daß der Tumororganismus (wie die Meiostagmin- und andere serologische Reaktionen zeigen) anders in bezug auf ungesättigte Fettsäuren reagiert als normales Gewebe. Fraglos werden wenigstens vom Tumor dergleichen ungesättigte Fettsäuren ausgeschieden. Es ist daher nicht unmöglich, daß auch hier das Pankreas Anteil hat an den Reaktionen, welche auf die Einspritzung solcher ungesättigten Komplexe folgen. Denn ähnliche ungesättigte Fettsäuren kommen auch in Pankreasextrakten vor.

Dies bringt uns gleich zum dritten Fall:

C. Die eigentümlichen Reaktionen des tumorkranken Organismus gegenüber dem Insulin (Silberstein, Freud und Revesz) wiesen auf die Tatsache hin, daß tumorkranke Tiere, sowohl solche mit Teercarcinom als mit transplantierten Tumoren, Insulin in viel größeren Mengen vertragen als normale.

In einigen Versuchstieren konnte ich es andererseits annehmbar machen, daß lange Vorbehandlung mit kleinen Dosen Insulin Mäuse erheblich weniger empfänglich macht für Tumorinokulation.

Überblicken wir diese Beobachtungen, welche leicht zu vermehren wären, dann muß man in der Tat zugeben, daß der Einfluß des endokrinen Systems auf

Tumorempfänglichkeit und Tumorimmunisierung ein bedeutender ist. Aber der Mechanismus derselben bleibt uns bis heute verborgen.

Fassen wir nun den Inhalt dieses Kapitels zusammen, dann muß unsere Schlußfolgerung sein, daß es eine natürliche und eine erworbene Immunität gibt und daß ohne Erlangung einer solchen Tumorimmunität das Ziel einer Tumortherapie, wenn auch die Chirurgie und Radiologie und Chemotherapie noch an Bedeutung zunehmen, niemals erreicht werden wird. Daß ferner diese Tumorimmunität wahrscheinlich eine ganz andere Form von Immunität ist als diejenige, welche aus der Bakteriologie und Serologie bekannt ist, und sicherlich nicht zur Hauptsache auf Bildung von Antikörpern beruht gegen parenteral eingeführte chemische Komplexe, sondern auf Reaktionen, welche wahrscheinlich im hormonalen System nach dem Einführen eines sich entwickelnden lebenden Gewebes, das eine Gruppe von reizenden Stoffen ausscheidet, zustandekommen. Die Resultate, welche, sei es in sehr bescheidenem Maße, mit dieser Immunisierung erreicht zu sein scheinen, müssen dem Umstande zugeschrieben werden, daß zufälligerweise ein besonders endokrin wirksamer Komplex aus einem Tumor in einem bestimmten Entwicklungsstadium isoliert und angewandt wurde.

## Schlußwort.

Der Leser wird wohl bemerkt haben, daß es sich in dieser Abhandlung mehr um ein Programm denn um Ergebnisse handelt.

Doch wird es ihm nicht entgangen sein, daß meiner Meinung nach manche Anfänge da sind, welche in der Zukunft wirkliche Ergebnisse erhoffen lassen. Eine wirklich organisierte therapeutische Forschung wird, neben weiteren Kenntnissen auf ätiologischem Gebiete, namentlich systematischen Detailforschungen zu verdanken sein, auf den verschiedenen Gebieten, welche wir, in etwas ungleichmäßigem Maße, behandelt haben.

Von diesen erscheint das nähere Studium der Ionenwirkungen, aber auch das der besonderen Biochemie der Geschwülste, noch am meisten aussichtsvoll; die Forschung hat aber erst relativ kurz eingesetzt. Für mich persönlich ist es ohne Frage, daß die Zukunft wirkliche praktische Ergebnisse zeitigen wird.

## Literatur.

Ahlgren: Brit. journ. of exp. pathol. Bd. 4, S. 196. 1923.

Abderhalden: Fermentforschung Bd. II. 1918. Siehe auch da: Pregl, de Crinis u. Mahnert.

Ascoli (bei Caspari): Zeitschr. f. Krebsforsch. Bd. 21, S. 160. 1924.

Beebe: Americ. journ. of physiol. Bd. 12, S. 767. 1904.

Bennett: Biochem. journ. 1914. Vol. 17, S. 13.

Blumenthal, Jacobi und Neuberg: Med. Klinik 1909, Nr. 42.
Burrows: Journ. of cancer research Bd. 6, S. 191. 1921.
Borrel: Cpt. rend. des séances de la soc. de biol. Bd. 87. 1922.
Bang: Bull. de l'Assoc. pour l'étude du Cancer Bd. 12, S. 184. 1923.
Bullock und Cramer: Proc. of the roy. of soc. London Bd. 87, S. 239. 1913.
Blair-Bell (1): Lancet 1924, 9. Febr., S. 267.
— (2): Lancet 1925, 14. Nov., CCIX, S. 1003.
— (3): Lancet 1926, 27. März, CCX, S. 657.
Braunstein: Klin. Wochenschr. 3 (I), S. 788. 1924.
Brault: Zit. nach Ménétrier: Le Cancer Baillière 1909, S. 56.
Boas, J.: Berl. klin. Wochenschr. 1903, Nr. 11.
Blumenthal, H. Auler und P. Meyer (1): Zeitschr. f. Krebsforsch. Bd. 21, S. 387. 1924.
— (2): Klin. Wochenschr. 1924, Nr. 25, S. 3.
Beebe und van Alstyne: Journ. of med. research Bd. 29, S. 11. 1913.
Bosch: Zeitschr. f. Krebsforschung Bd. 15. 1918.
Bashford, Murray und Haaland: 3. Scientif. Report Imp. Cancer-Research-Fund. London S. 376.
Bateson: Brit. gyn. journ. Bd. 13, S. 23. 1887.
Crile: Journ. of cancer research Bd. 9, S. 388. 1925.
Chambers: Journ. of biol. chem. Bd. 55, S. 229. 1923.
Corran: Biochem. journ. Bd. 18, S. 1358. 1924.
Cramer, W.: Biochem. journ. Bd. 12, S. 210. 1918.
Clowes: Journ. of physiol. chem. Bd. 20, S. 407. 1916.
Clowes und Frisbie: Americ. journ. of physiol. Bd. 14, S. 175. 1905.
Coley u. a.: Internationale Krebskonferenz. Brüssel 1913, S. 111.
Carrel (1): Journ. of exp. med. Bd. 17, S. 14. 1913.
— (2): Journ. of the Americ. med. assoc. Bd. 84, S. 157. 1925.
— (3): Journ. of the Americ. med. assoc. Bd. 84, S. 1705. 1925.
Chingson Ling: Journ. of cancer research Bd. 9, S. 305. 1925.
Caspari: Zeitschr. f. Krebsforsch. Bd. 74, 1922. Bd. 21, S. 131. 1924.
Delezenne, C. R. de l'acad. des sciences Bd. 175, S. 779. 1922.
Drew: Brit. journ. of exp. pathol. 1922, S. 320.
Eisenmenger: Zeitschr. f. phys. u. diät. Therapie Bd. 12, S. 725. 1909.
Elsner: Zeitschr. f. Krebsforsch. Bd. 23, H. 1, S. 28. 1926.
Euler, H.: Zeitschr. f. physiol. Chemie Bd. 152, S. 31. 1926. — Myrbäck: Zeitschr. f. physiol. Chemie Bd. 149, S. 52. 1925.
Ehrlich: Mitteilungen a. d. Inst. f. exper. Therapie Frankfurt. 1906.
Engel: Zeitschr. f. Krebsforsch. Bd. 22, S. 365. 1925.
Freund und Kaminer: Die chemischen Grundlagen der Carcinomdisposition. Berlin: Julius Springer 1925, wo Angabe früherer Publikationen.
Fischer, A.: Acta pathol. e. microbiol. scandinav. Bd. 2, Fasc. 1, S. 7. 1925; Arch. f. exp. Zellforsch. Bd. 1, S. 501. 1925.
Fichera: Zeitschr. f. Krebsforsch. Bd. 14, S. 54.
Goldzieher und Rosenthal: Zeitschr. f. Krebsforsch. Bd. 11. 1911.
Gaylord-Loeb und Fleisher: Journ. of exp. med. Bd. 21, S. 155. 1915.
Ishiwara: Zeitschr. f. Krebsforsch. Bd. 21, S. 268. 1924.
Gye, W. E.: Lancet Bd. 2, S. 109. 1925.
Gaylord, Clowes: zit. nach J. Wolff: 111, S. 556.
Glover, Scott, Loudon: The Canada Lancet and Practitioner Bd. 66, Nr. 2. 1926.
Händel und Tadenuma: Zeitschr. f. Krebsforsch. Bd. 25, S. 288. 1924.
Haaland: Proc. of the roy. soc. Bd. 82, S. 293.
Jones: Lancet vol. II, S. 445. 1905.
Kagan: Zeitschr. f. Krebsforsch. Bd. 21, S. 155. 1924.
Kraus und Zondek: Klin. Wochenschr. 1922—1923.
Kurthy: Biochem. Zeitschr. Bd. 149, S. 235. 1924.
Kok und Vorländer: Strahlentherapie Bd. 15, S. 561. 1923.
Karczag, Teschler und Bárok: Zeitschr. f. Krebsforsch. Bd. 21, S. 273. 1924.

Karczag und Nemeth: Zeitschr. f. Krebsforsch. Bd. 26, S. 407. 1925.
Latznitski (1): Zeitschr. f. Krebsforsch. Bd. 22, S. 531. 1925.
— (2): Zeitschr. f. Krebsforsch. Bd. 22, S. 536. 1925.
Lippschitz: Zeitschr. f. physiol. Chemie 109, 1920; Pflügers Archiv 191, 1921.
Lomholt: Biochem. journ. Bd. 18, 1924.
Leopold: Arch. f. Gynäkol. Bd. 92, S. 31. 1910.
Lumsden: Lancet Bd. 209, S. 539. 1925.
Menten, M.: Journ. of cancer research Bd. 2, S. 179. 1917.
Mayer, Terroine und Schaffer: Journ. de phys. et pathol. génér. Bd. 16, S. 23. 1914.
Murphy und Morton: Journ. of exp. med. Bd. 22, S. 800. 1915.
Neuberg, Caspari und Löhe: Dtsch. med. Wochenschr. 1912, Nr. 8; Berl. klin. Wochenschr. 1912, Nr. 30.
Nakahara: Journ. of exp. med. Bd. 41, S. 347. 1925.
Opitz: Zeitschr. f. Krebsforschung Bd. 22, H. 2. 1925.
Peyre: Bull. de la assoc. franç. pour l'étude du cancer Bd. 14, S. 350. 1925.
Roffo: Bull. de l'assoc. franç. pour l'étude du cancer Bd. 14, Nr. 5. 1925.
Risse und Poos: Arch. f. exp. Pathol. u. Pharmakol. Bd. 108, H. 3/4.
Réding und Slosse: Bull. de l'acad. roy. de méd. de Belgique, April 1924; März 1925.
Roosen: Zeitschr, f. Krebsforsch. Bd. 21, S. 348. 1924.
Rona und Paolovic: Biochem. Zeitschr. Bd. 130, H. 1/4, S. 225. 1922.
Rona und Takota: Biochem. Zeitschr. Bd. 134, H. 1/4, S. 108. 1922.
Rondoni: Klin. Wochenschr. Bd. 5, Nr. 11, S. 465. 1926.
Richet und Héricourt: Semaine médicale 1895, S. 199.
Rous: Journ. of exp. med. 1916. Siehe auch u. a.: Journ. of the Americ. med. assoc. Bd. 56 S. 198. 1911.
Solowiew: Zeitschr. f. Krebsforsch. Bd. XXI, S. 456. 1924.
Seifriz: Americ. journ. of physiol. Bd. 66, S. 124. 1923.
Shaw-Mackenzie: The nature and treatment of cancer. 1905.
— Lancet Bd. 203, S. 759. 1922.
Sanfelice: Zeitschr. f. Krebsforsch. Bd. 6, S. 166. 1907.
Schmidt: Monatsschr. f. Geburtsh. u. Gynäkol. Bd. 17, S. 1083. 1903.
Silberstein, Freud und Revesz: Klin. Wochenschr. 1925, Nr. 7.
Troisier und Wolff: Cpt. rend. des séances de la soc. de biol. Bd. 86, S. 651. 1922.
Theilhaber: Strahlentherapie Bd. 11, S. 217. 1919.
Tuffier: Arch. génér. med. Aug./Sept. 1888.
Vorländer und Kok: Klin. Wochenschr. Jg. 4, Nr. 23; Strahlentherapie Bd. 15, S. 561. 1923.
Waterman (1): Arch. néerland. de physiol. de l'homme et des anim. Bd. 5, S. 305. 1921.
— (2): Biochem. Zeitschr. Bd. 33, H. 4/6, S. 535. 1922.
— (3): Biochem. Zeitschr. Bd. 33, H. 4/6, S. 535. 1922.
— (4): Biochem. Zeitschr. Bd. 116, H. 1—6, S. 165. 1921.
— (5): Zeitschr. f. Krebsforsch. Bd. 20, H. 6, S. 355. 1923.
— (6): Brit. journ. of exp. Pathol. Bd. 6, S. 300. 1925.
Wassermann: Berl. med. Gesellschaft 20. Dez. 1911; Dtsch. med. Wochenschr. 1911, S. 2389.
Wieland: Ergebn. d. Physiologie Bd. 20, S. 477. 1922.
Wardle: Brit. med. journ. Bd. 2, S. 495. 1919.
Warburg, O. (1): Biochem. Zeitschr. Bd. 142, S. 317 u. 334. 1923.
— (2): Biochem. Zeitschr. Bd. 152, S. 309. 1924.
— (3): Klin. Wochenschr. 1925, Nr. 12, S. 534.
— (4): Biochem. Zeitschr. Bd. 160, S. 307.
— (5) und Wind und Negelein: Klin. Wochenschr. Jg. 5, Nr. 19. S. 829.
Wlaeff: Cpt. rend. des séances de la soc. de biol. 1901.
Wood und Prigosen: Journ. of cancer research Bd. 9, S. 287. Sept. 1925.
Yaboesoe: Biochem. Zeitschr. Bd. 168, S. 226. 1926.

Allgemeine Orientierung:

Wolff, J.: Die Lehre von der Krebskrankheit. Berlin I—III.

Druck der Spamerschen Buchdruckerei in Leipzig.